DE LA

GANGRÈNE PULMONAIRE

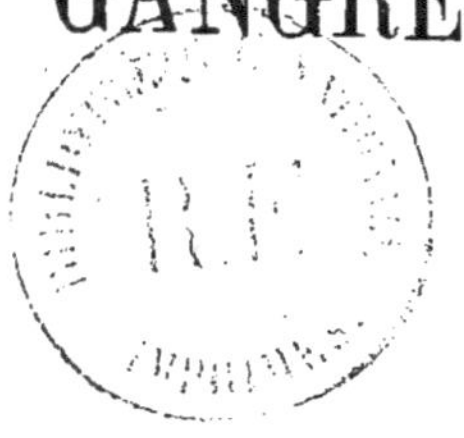

PAR

TARRIUS,
Docteur en médecine de la Faculté de Paris,
Ancien nterne en médecine (hòpitaux des Petits-Ménages) 1880.
Avocat.

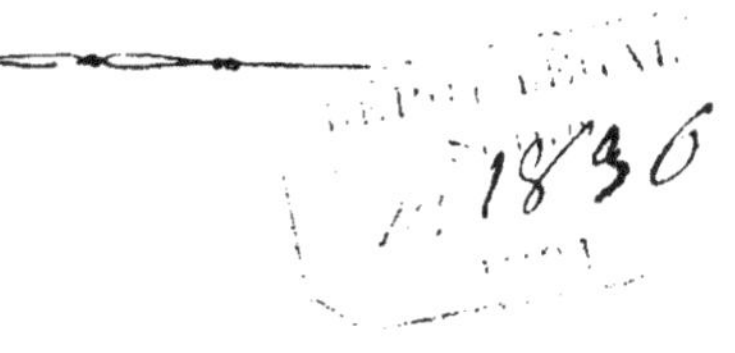

PARIS
A. PARENT, IMPRIMEUR DE LA FACULTÉ DE MÉDECINE
31, RUE MONSIEUR-LE-PRINCE, 31

1881

DE LA

GANGRÈNE PULMONAIRE

HISTORIQUE.

La gangrène du poumon a été mentionnée par un grand nombre d'observations anciennes, soit comme complication dans quelques affections malignes, soit comme terminaison de la pneumonie. Mais elle n'avait jamais été décrite : on savait seulement qu'elle était toujours mortelle. Boerhaave le dit expressément dans ses aphorismes : « Quando in ipsam jam gangrenam abiit pulmo, incurabilis est. » On trouve encore quelques renseignements sur cette maladie dans Baglivi, Van Swieten, Cullen, qui en firent une terminaison de la pneumonie. Bayle (Recherches sur la phthisie) considéra la gangrène du poumon comme une variété de la phthisie : il lui donna le nom de phthisie ulcéreuse, et fit remarquer les hémorrhagies fréquentes qui accompagnent son évolution. La description qu'en donne Bayle n'est autre, comme le fait remarquer Laennec, que la gangrène pulmonaire circonscrite, à marche lente. Il ne manquait que l'interprétation et la compréhension juste du processus.

Laennec, dans son Traité de l'auscultation médiate, t. I, p. 548., décrivit la maladie et en fit une espèce morbide distincte. La description magistrale qu'il en a donnée est si exacte, si complète, qu'elle a toujours servi de guide à ceux qui se sont occupés de cette maladie. Il admet que rarement la gangrène succède à la pneumonie : il la rapproche des affections essentiellement gangreneuses, telles que l'anthrax et la pustule maligne. L'inflammation qui environne la partie mortifiée est toujours consécutive.

A la même époque, Andral, dans sa clinique de la Charité, et Bouillaud, dans la Revue Médicale, publièrent des observations dans lesquelles la gangrène succèdait tantôt à l'inflammation aiguë, tantôt à l'inflammation chronique du poumon. Cruveilhier, dans son anatomie pathologique du corps humain, admettait une variété de gangrène du poumon que Laennec avait passé sous silence : la gangrène sèche par oblitération des vaisseaux au voisinage du foyer gangréneux.

En 1830, parut, dans le Journal hebdomadaire de médecine, un mémoire important sur la gangrène superficielle du poumon, caractérisée surtout par l'absence d'expectoration fétide et le développement nécessaire d'une pleurésie consécutive souvent accompagnée de pneumothorax. Cette distinction déjà entrevue par Laennec, de la gangrène pulmonaire en superficielle et profonde est d'une réelle importance clinique et diagnostique. (Straus. Dict. de méd. et de chir. prat., p. 405)

En 1841, Briquet (Arch. géné. de méd., 1841,) rapporte une autre variété de gangrène, atteignant l'extrémité dilatée des bronches, et que plus tard M. le Professeur Lasègue devait appeler gangrène curable du poumon.

En 1843, Boudet (Arch. gén. de méd., 1843) publia ses recherches consacrées en grande partie à l'étude de la gangrène pulmonaire chez les enfants.

En 1846, Gaz. méd., Guislain publie un mémoire sur la fréquence de cette maladie chez les aliénés qui refusent des aliments.

La thèse de Laurence, contenant 63 observations est une bonne contribution à l'étude de la gangrène. Rilliet et Barthez suivirent Boudet dans l'étude de la gangrène chez l'enfant. Griesinger, Monneret, Charcot, Marchal (de Calvi) ont établi la fréquence de cette maladie dans le cours du diabète. C'est le mauvais état général causé par le diabète qui produit dans les voies respiratoires un accident de nécrose comme il en produit aux membres.

Dans ces dernières années, les recherches ont été spécialement dirigées du côté des vaisseaux. Les travaux de Paget, de Virchow surtout, sur l'embolie et la thrombose sont venus jeter un jour tout nouveau sur cette question, en faisant entrer l'embolie des artères pulmonaires parmi les causes de la gangrène du poumon. Les recherches récentes de Cohnheim, de Litten, ont apporté des documents nouveaux à cette importante question de pathogénie, et ont ramené à ses vraies proportions le rôle parfois exagéré que certains auteurs ont fait jouer à l'embolie dans la production de la gangrène pulmonaire (Straus, loc. cit.,)

En 1850, Dittrich et surtout Traube, étudièrent d'une manière remarquable les phénomènes de décomposition et de fermentation putride que les mucosités bronchiques éprouvent dans les bronches dilatées ou chroniquement enflammées. On doit aussi à Traube l'étude des caractères microscopiques et histochimiques des crachats putrides, reprise depuis et complétée par Leyden et Jaffé. Traube s'efforça de distinguer la gangrène proprement dite du poumon d'avec les diverses variétés de bronchite fétide, réparant ainsi une confusion que le travail de Briquet avait plutôt provoquée que dissipée.

M.M. les professeurs Hardy et Béhier, Jaccoud, ont écrit dans leurs livres de pathologie interne d'excellents articles sur la gangrène du poumon, que nous avons consultés avec fruit.

Trousseau, dans ses cliniques de l'Hôtel-Dieu, expose en quelques pages, la marche de la gangrène des extrémités bronchiques dans les bronchites chroniques avec dilatation.

En 1875, à la Société médicale des hôpitaux de Paris, E. Besnier, Millard, Bucquoy, ont communiqué des mémoires ou des faits très instructifs, surtout au point de vue des gangrènes pulmonaires corticales.

Enfin, tout récemment, Straus a fait paraître dans le dictionnaire de médecine et de chirurgie pratiques, un article, savamment exposé, sur la gangrène du poumon.

ETIOLOGIE.

La gangrène pulmonaire survient à tous les âges : l'homme y serait plus souvent exposé que la femme. Nous allons énumérer toutes les causes qui peuvent à des degrés différents donner naissance à la maladie.

1° *Constitution.* — Les recherches n'ont guère été dirigées de ce côté : on rencontre cependant tous les tempéraments et toutes les constitutions chez les malades observés. La gangrène du poumon peut survenir au milieu d'une brillante santé (Grisolle); mais elle est incomparablement plus fréquente chez les sujets affaiblis par de longues maladies, des privations, la misère, chez ceux qui souffraient déjà de l'appareil respiratoire ou de troubles généraux de la nutrition.

Il n'est pas rare de trouver dans les antécédents l'existence d'une diarrhée chronique et rebelle, comme la malade de l'observation III, de scorbut, de scrofulose, de néphrite parenchymateuse, de l'alcoolisme et surtout du diabète.

Il en est de même des affections cérébrales, de l'aliénation mentale. Toutes ces conditions morbides, en amoindrissant la vitalité des tissus, créent une vulnérabilité plus grande de ces mêmes tissus et des éléments, qui fait que telle inflammation pulmonaire, assez légère pour passer d'abord inaperçue, peut se terminer par la gangrène et ne s'accuser que par l'expectoration putride.

La dyscrasie aiguë ou chronique, dit Jaccoud, est la cause première de la nécrose, et sa localisation dans le poumon est la conséquence d'un pneumonie, et même d'une broncho-pneumonie.

2° *De la pneumonie comme cause de gangrène.* — D'après Laënnec, la gangrène pulmonaire à la suite de la pneumonie franche, aiguë, serait excessivement rare. Grisolle a observé 1,200 cas de pneumonie : pas une n'a donné lieu à la gangrène.

Il y a là une exagération. Andral, Bouillaud, Monneret, ont publié des observations de gangrène consécutive à des pneumonies. Béhier, dans sa clinique de la Pitié, rapporte deux faits dans lesquels la gangrène a été évidement la terminaison de la pneumonie; mais il ajoute que « dans ces circonstances l'affection gangréneuse a paru se développer, moins par le fait de l'intensité de l'inflammation que par suite d'une altération profonde apportée antérieurement à la constitution. » En résumé, la gangrène est une suite tellement insolite de la pneumonie fibrineuse, qu'il faut la considérer plutôt comme un accident ou une complication que comme une terminaison de la maladie, dans le sens propre du mot. (Lépine. Pneumonie lobaire aiguë, Dict. de méd. et de chir. prat., t. XXVIII, p. 469.)

Nous pouvons en dire autant de la pleurésie. Celle-ci peut précéder, accompagner ou suivre le sphacèle; mais quelle part lui faire dans l'étiologie? Un épanchement abondant peut-il comprimer le poumon et entraver la nutrition au point de mortifier une partie de cet organe? Mais il n'est pas rare de voir, en pareil cas, celui-ci ratatiné, refoulé, vers la colonne vertébrale, sans qu'il y ait de trace de gangrène. Bouillaud pense que, si un épanchement considérable vient à comprimer un poumon hépatisé, il doit y avoir étranglement. Mais peut-on conclure que la pleurésie seule suffit à produire la mortification pulmonaire? Lorsque, dans notre observation II, nous constatons les premiers signes d'une pleurésie, et quelques jours après la fétidité caractéristique de la gangrène, nous concluons, sinon à la simultanéité des deux affections à cause des renseignements catégoriques donnés par le malade, mais du moins à la lésion primitive de la pleurésie, sans pour cela admettre la lésion de la séreuse comme la cause de la gangrène.

Dans notre observation IV, nous relatons le cas d'une pleurésie double, purulente du côté du poumon gangrené, séro-fibrineuse dans l'autre : la pleurésie existait bien avant la lésion pulmonaire, à en juger d'après les symptômes, car la maladie n'a présenté aucun signe caractéristique de gangrène ; mais pouvons-nous affirmer que la pleurésie purulente est la cause du petit noyau de gangrène que l'autopsie a révélé? On voit que l'appréciation de ces faits exige souvent une grande réserve. Et Fournet le dit bien, lorsque à la suite de l'observation publiée dans le journal l'Expérience en 1837, il ajoute : « Quant à la question de savoir si la pleurésie n'est ici qu'un résultat de la gangrène et de la perforation du poumon, ou si elle l'a précédée, la première de ces deux opinions est rendue bien plus probable que la seconde par la marche qu'ont présentée les accidents. »

Outre la pleurésie simple, ou purulente, on a invoqué, dans ces dernières années, la pleurésie gangréneuse primitive ou d'emblée comme pouvant causer consécutivement la gangrène du tissu pulmonaire sous-jacent.

Nous reviendrons plus loin sur cette question : pour le moment contentons-nous de dire qu'il est difficile d'admettre la conception de la gangrène *primitive* d'une séreuse, étant donné la structure anatomique de cette dernière et ses connexions intimes avec le parenchyme sous-jacent, dont elle constitue le simple revêtement endothélial (Straus, loc. cit.).

3° *Influence du froid.* — Le froid prolongé et intense paraît jouer un rôle prépondérant dans l'étiologie de la gangrène aiguë du poumon. On a cité plusieurs observations, entre autres celle très curieuse de Bucquoy. Mais quel est le mécanisme pathologique qui préside à cette action? Quelques auteurs, et Grisolle en particulier ont admis que le froid pouvait provoquer la gangrène par un mécanisme analogue à celui en vertu duquel il produit la mortification des parties molles extérieures. Mais peut-être ne s'agit-il dans ce cas que de véritable pneumonie suraiguë aboutissant promptement à la gangrène. Jaccoud range cette cause parmi celles qui produisent directement la lésion du tissu.

4° *Embolie.* — C'est une cause fréquente de gangrène pulmonaire. Elle s'observe dans la puerpéralité (Trousseau), dans l'infection purulente des blessés, ou à la suite de la gangrène d'un autre organe (bouches, oreilles, gangrène des extrémités). L'infarctus hémorrhagique des maladies cardiaques, des lésions valvulaires, peut aussi aboutir à la grangrène ; mais c'est exceptionnel, et dans ces cas la gangrène n'est souvent reconnue qu'à l'autopsie. Dans la plupart des cas, l'embolie se trouve dans une branche de l'artère pulmonaire. Le fragment détaché pénètre aussi loin que le permettent sa forme, son volume et les dimensions du vaisseau : le plus souvent il s'arrête à la bifurcation d'une des branches, c'est-à-dire au point où le vaisseau change brusquement de calibre; d'autres fois, il s'engage, surtout s'il est conique dans l'un des deux embranchements, où il est maintenu. Quel que soit le point où il s'est fixé, il donne lieu à une coagulation secondaire, qui s'effectue en avant de l'obstacle, et qui répond au thrombus des ligatures artérielles. C'est ce qu'on observe quand l'obstacle a oblitéré complètement le vaisseau.

L'oblitération d'une des branches de l'artère pulmonaire étant effectuée, quelles conséquences physiologico-pathologiques entraîne cet arrêt partiel de la circulation? Virchow recourut à des expériences dont voici le résultats. Quel que soit le corps étranger introduit, le sang se coagule autour de lui; ce n'est que plus tard que surviennent les modifications, soit dans les membranes du vaisseau, soit dans le parenchyme pulmonaire, et ces lésions consécutives sont très différentes suivant la nature du corps qu'on a introduit. En effet, ce qu'il faut surtout considérer, c'est moins le siège et le volume de l'embolus que sa qualité, qui dépend de la nature même de la source dont il émane. Quand l'embolus est composé seulement de fibrine, on observe les effets mécaniques de l'obstruction artérielle et de l'ischémie qui en est la conséquence. L'obturation de l'artère pulmonaire ne détermine pas par elle-même la mort du tissu, parce que ce vaisseau est en rapport avec la fonction et non avec la nutrition de l'organe. La grangrène, observée dans le territoire correspondant à l'obstruction, dépend, ou bien de l'obturation simultanée des artères bronchiques, ou bien de la compression exercée par l'infarctus sur les vaisseaux nourriciers, ou encore, comme nous l'avons déjà fait pressentir, de l'origine gangréneuse de l'embolus. Car, la qualité de l'embolus joue dans la production de la gangrène un rôle très important. Les embolies septiques qui prennent leur point de départ dans un foyer putride aboutissent presque fatalement à des inflammations métastatiques de nature putride ou gangréneuse dans le poumon. L'observation V nous en est, croyons-nous, un bel exemple. La malade entre à l'hôpital pour des abcès multiples du foie : à l'orifice d'une des veines sus-hépatiques, dans la veine cave, au bord postérieur du foie, on voit un caillot fibrineux, d'où sort par la pression un liquide purulent. Il est facile de comprendre qu'un caillot de même espèce ait pénétré dans le cœur, et de là dans le poumon par l'artère pulmonaire, pour former un foyer putride. De même, Trousseau cite un cas de gangrène pulmonaire chez une femme atteinte de phlegmatia alba dolens. (Clinique, t. III.) La mortification n'est donc pas ici le résultat de l'ischemie qu' entraîne l'embolus et de la formation de l'infarctus : elle est primitive, et résulte du contact du tissu pulmonaire avec une matière d'origine gangréneuse ou susceptible de subir au contact de l'air la fermentation putride. Les foyers gangréneux sont irrégulièrement configurés ou circulaires, et n'offrent point la disposition conique de ceux qui dérivent d'infarctus.

5° *Gangrène par propagation.* — La présence d'un foyer putride ou gangréneux avoisinant le poumon peut, par voie de propagation, déterminer la gangrène de cet organe. Les pleurésies purulentes, les suppurations des ganglions bronchiques, les abcès rétro-pharyngiens, les abcès par congestion, le cancer ulcéré de l'œsophage, peuvent, dit Straus, être la cause de la gangrène pulmonaire, soit par propagation de l'ulcération, soit à la période ultime, par le seul fait de l'inanition.

L'envahissement du poumon par un cancer de l'estomac (Andral), la pénétration du pus provenant d'un abcès du foie, d'un abcès de la rate ou des reins, peuvent être encore la cause de la gangrène.

6° *Gangrène par corps étrangers.* — Un corps étranger, pénétrant dans le larynx, peut ou s'enkyster dans la bronche où il est engagé et devenir ainsi à peu près inoffensif, ou bien provoquer autour de lui une inflammation ulcéreuse aboutissant à la formation d'un abcès pulmonaire, ou d'un foyer gangréneux. (Straus, loc. cit.) Des parcelles alimentaires sont le plus souvent la cause de cette gangrène. On a trouvé des pièces de monnaie (Duguet), un fragment osseux, un noyau de cerise (Leyden).

Jaccoud rattache, à cette cause de gangrène, celle produite par l'action directe de vapeurs, ou de gaz irritants introduits dans l'appareil respiratoire : telle serait la gangrène des vidangeurs.

7° *Lésions tuberculeuses du poumon.*—Huntington, dans sa statistique récente, affirme que la gangrène pulmonaire s'accompagne fréquemment de lésions tuberculeuses du poumon (8 fois sur 32 cas). Nous publions quelques observations de gangrène s'accompagnant de lésions tuberculeuses. Mais les deux lésions sont bien distinctes. Dans l'observation V, il existe quelques tubercules gris au sommet des deux poumons. La tuberculose nous paraît agir comme cause débilitante. Peut-être une masse tuberculeuse crue, comprimant le réseau capillaire ambiant, produira quelquefois dans son voisinage un foyer de gangrène. Mais la gangrène peut-elle être considérée comme un des modes de destruction du tissu dans la phthisie pulmonaire ? Cela ne nous semble pas probable, si l'on songe à la fréquence des lésions du troisième degré comparativement à la rareté du sphacèle chez les tuberculeux. Toutefois, tantôt la mortification frappe les parois d'une excavation tuberculeuse, tantôt elle se développe sans préexistence de cavernes, la tuberculose ne jouant alors, comme nous l'avons dit, que le rôle de cause prédisposante qui imprime au processus broncho-pneumonique un caractère gangréneux.

On voit parfois, dit Straus, les parois d'une caverne tuberculeuse subir une mortification et une destruction gangréneuse tout à fait superficielle, qui suffit pour donner à l'expectoration une odeur fétide, ou pour communiquer aux parois de l'excavation, lors de l'autopsie, un aspect et une odeur gangréneuse, sans que pour cela on doive proprement ranger ces faits dans la gangrène pulmonaire; exceptionnellement cependant, une gangrène pulmonaire vraie prend origine au niveau d'une caverne tuberculeuse. Un abcès du poumon, un kyste hydatique suppuré peuvent, tout aussi exceptionnellement, il est vrai, entraîner la même conséquence.

8° *Gangrène traumatique.* —La gangrène pulmonaire d'origine traumatique résulte le plus souvent d'une plaie pénétrante de poitrine. Cette variété est connue des médecins militaires, à la suite de plaies pénétrantes de la poitrine par instruments piquants et surtout par armes à feu. La présence de corps étrangers dans le poumon donne lieu le plus ordinairement à des accidents inflammatoires graves qui ne tardent pas à entraîner la mort. Dans les cas favorables, le blessé peut survivre à ces accidents ; le corps étranger est expulsé après un temps plus ou moins long, quelquefois même après plusieurs années, tantôt à travers la paroi thoracique, tantôt à travers les bronches. Dans d'autres cas surviennent les complications ordinaires des plaies du poumon : hémothorax, pyopneumo-thorax et concomitamment une inflammation suppurative et gangréneuse du trajet du projectile à travers le poumon, avec une terminaison habituellement funeste. La propagation du processus gangréneux, dit Leyden, se fait par la voie des bronches.

La gangrène pulmonaire peut aussi succéder à une violente contusion de la poitrine, sans fracture des côtes et sans solution apparente de continuité de tissus. L'observation communiqué en 1874 par M. le professeur Hayem à la Société anatomique est intéressante à ce point de vue. Un homme ivre tombe sur le flanc dans un escalier : il perd connaissance et le jour même il est pris d'une vive douleur au côté. Depuis lors il ne cesse de tousser. On constate à l'autopsie une gangrène pleuro-pulmonaire qui avait disséqué toute la partie de la plèvre du côté du traumatisme. Voici l'explication qu'en donne Hanot (Bullet. de la Soc. anat., 1875, 3e série, t. X,

p. 719). La chûte produit une contusion du poumon : il se forme une ecchymose, une infiltration sanguine plus ou moins considérable dans le tissu du poumon. Pendant quelque temps, cet épanchement de sang ne produit que des phénomènes peu douloureux, un peu de toux et d'expectoration, quelquefois des hémoptysies. Cette période, toujours apyrétique, peut durer quelques semaines ; puis la gêne apportée dans la circulation des couches corticales du poumon amène la gangrène de ces parties. Alors commence une deuxième période, période d'élimination. La fièvre survient, les symptômes graves apparaissent : il se forme dans certains cas une véritable zòne de pneunomie destinée à limiter la séparation des parties.

9° Nous ne citerons que pour mémoire la gangrène pulmonaire épidémique. Il n'est pas certain que les observations publiées avec autopsie soient réellement des cas de gangrène pulmonaire vraie. Les lésions anatomiques trouvées confirment ces doutes. En effet, le poumon était noir à la surface, marbré de jaune et de noir en d'autres endroits, d'une consistance pâteuse et friable, laissant écouler un suc brunâtre à la section (Straus, loc. cit.).

Dans les observations que nous publions, il nous a été difficile, sauf dans quelques cas, de remonter à la cause de la maladie. Les malades arrivaient à l'hôpital dans une trop grande prostration pour pouvoir donner des éclaircissements; la plupart gardaient le lit depuis longtemps. Le malade de l'observation II, qui a guéri, n'avait pas d'antécédents personnels fâcheux ; il toussait seulement depuis longtemps et se plaignait d'un point de côté très douloureux. La guérison nous peut-elle faire croire à une gangrène des extrémités bronchiques, à la gangrène curable de Lasègue, vu la rareté des terminaisons heureuses de la gangrène pulmonaire ? La marche de la température, l'abondance des crachats, la prostration moindre des forces sont les symptômes qu'on a donnés de cette forme de gangrène, et que notre malade présentait en entier. Pour notre part, nous inclinerions volontiers vers ce diagnostic, tout en regrettant que l'analyse des crachats n'ait pu être faite. Le petit malade de l'observatoin VI ne manquait pas, lui, d'antécédents personnels. Le cas a été recueilli à Bicêtre, dans le service du Dr Bourneville, et nous a été communiqué par notre ami M. Bonnaire, interne du service. L'enfant était idiot, crétin, et c'est dans la convalescence d'une rougeole que la gangrène pulmonaire évolué.

La malade de l'observation V est entrée à l'hôpital pour des abcès multiples du foie : nous avons attribué la cause de la gangrène pulmonaire à la migration d'un caillot fibrineux et purulent dans le poumon, bien que ce caillot ne soit pas mentionné dans l'observation. Mais il existait, pendant la vie, un abcès de la main, que l'on supposait avoir été formé aussi par la migration d'un caillot purulent, et nous croyons que l'on peut, sans exagération, attribuer aux deux foyers la même cause.

ANATOMIE PATHOLOGIQUE.

Tous les auteurs ont maintenu la distinction faite par Laënnec en gangrène du poumon circonscrite et non circonscrite (diffuse). Cette dernière forme correspond à la gangrène pneumonique de Bucquoy, qui a admis encore la forme pleurétique.

1° La gangrène circonscrite ou partielle, plus commune que la gangrène diffuse, présente tantôt un seul foyer, le plus souvent plusieurs disséminés dans un seul ou dans les deux poumons. Voici comment se forment ces points de gangrène. Lorsque par l'une des causes que nous avons étudiées, la nutrition ne se fait plus dans une partie du poumon, cette partie cesse de vivre : elle devient dans l'organisme un corps étranger. Le tissu pulmonaire présente en ce point une coloration noirâtre ou d'un vert foncé, quelquefois d'un gris blanchâtre. Il devient friable et finit par exhaler une odeur horriblement fétide. Là, se trouve l'eschare : elle adhère solidement encore aux parties voisines. Mais, en même temps, tous les efforts de la nature tendent à l'isoler et à préserver les tissus vivants. Un afflux sanguin considérable se fait au pourtour de l'eschare ; il a pour résultat un transsudat séreux qui produit l'œdème des parties vivantes et la dissociation du tissu mortifié. Les adhérences commencent à se rompre, l'eschare se détache, et passe par toutes les phases du ramollissement putride. Elle se résout, dit Laënnec, en filaments comparables à du lin putréfié

Finalement, l'on ne trouve plus dans le foyer gangréneux qu'une bouillie noirâtre ou verdâtre, sanieuse et fétide. L'analyse histologique a fait découvrir dans ce détritus un champignon miscroscopique, le leptotrix pulmonalis de Leyden, lequel, dans un poumon sain, se multiplie rapidement et détermine un noyau de gangrène. Dans les cas moins fréquents où l'on trouve l'eschare à l'état solide, elle a généralement perdu ses connexions avec les parties voisines et constitue un séquestre libre sous forme d'un bourbillon noir verdâtre, filamenteux et flasque. Plus rarement encore, elle est éliminée sans avoir subi d'altérations notables : cas de Martin Solon (Arch., t. XXIV, p. 21). Du moment que les adhérences n'existent plus entre le mort et le vif, il en résulte une cavité réelle ou virtuelle, circonscrite ou irrégulière dont les parois sont formées par le tissu vivant. L'examen de ces parois est pour nous du plus haut intérêt. L'hyperémie croissante dont elles sont le siège aboutit à l'inflammation et à l'induration du tissu : c'est ordinairement cette hépatisation mollasse, œdémateuse, dont parle Cruveilhier (obs. I) ; mais on peut observer aussi une hépatisation réelle dont les caractères rappellent la pneumonie aiguë (obs. V). D'autres fois, comme dans notre observation III on n'observe pas de zone bien nette de pneumonie, ni même de congestion. Si la vie se prolonge, une fausse membrane grisâtre apparaît et s'étend sur les parois de la caverne. Elle sécrète d'abord un pus noir et fétide, puis s'organise mieux et acquiert une certaine épaisseur. Dès lors, si le foyer ne communique ni avec l'extérieur, ni avec un organe voisin, l'eschare se trouve au centre d'une cavité parfaitement close. L'observation V nous en offre un exemple. Nous ne connaissons point de faits de guérison opérée dans ces conditions. Tôt ou tard, il se fait un travail ulcératif qui ouvre la voie de l'élimination. C'est alors que la membrane enkystante peut, en se rétractant, rapprocher les parois et produire l'effacement de la cavité. Le professeur Jaccoud fait remarquer que la pneumonie périphérique est alors interstitielle en même temps qu'alvéolaire. Quelquefois l'on rencontre, reliant deux parois opposées, des brides vasculaires ou bronchiques. Les vaisseaux sont ordinairement oblitérés ; d'autres fois leurs tuniques peuvent être ulcérées, d'où peuvent résulter des hémorrhagies graves, sinon mortelles. Le danger de l'hémorrhagie naît surtout de la séparation de l'eschare : c'est alors que sont produites ces hémoptysies répétées qui, chez certains malades, ont été foudroyantes. Le bronches, qui n'ont pas résisté à ce travail d'ulcération, sont taillées à pic au niveau des parois, et livrent passage soit aux éléments mortifiés, soit à l'air chargé de molécules putrides. Le noyau gangréneux peut alors être rendu par vomiques, que l'on distinguera des vomiques pleurales par l'absence des symptômes de la gangrène pulmonaire et surtout par l'analyse des matières rendues.

Mais les bronches ne sont pas les seules voies d'élimination du tissu mortifié. Lorsque le foyer siège dans l'épaisseur du parenchyme, l'évacuation par les bronches est la règle ; mais lorsqu'il est situé à la périphérie, il a plus de tendance à se diriger vers la plèvre : celle-ci s'irrite par voisinage ou par contact, et il est ordinaire de constater alors les signes d'un épanchement. Il peut arriver, dans ces cas de gangrène pulmonaire superficielle, qu'il y ait perforation du feuillet viscéral ; et alors, des symptômes d'une haute gravité signalent immédiatement cette complication : le malade accuse une douleur très vive et présente des menaces de suffocation ; en même temps des signes de pneumothorax indiquent la présence de gaz dans la cavité pleurale (obs. VI). Si les matières provenant du foyer gangréneux séjournent dans la plèvre, celle-ci ne tarde pas à subir leur action irritante, et des plaques gangréneuses, puis de véritables ulcérations de même nature, livrent passage à l'épanchement qui tend à se porter au dehors. On peut voir alors se former dans un espace intercostal une tumeur fluctuante, douloureuse au toucher, qui se tend par les efforts d'expiration ou lorsqu'on fait tousser le malade.

2° *Forme diffuse.* — La seconde variété de Laënnec est la forme diffuse, qui détruit une portion plus ou moins considérable d'un lobe pulmonaire. La gangrène peut être diffuse d'emblée, ou consécutive à une gangrène circonscrite. Dans notre observation I, il existe un vaste foyer de gangrène occupant la presque totalité du lobe moyen : dans le même lobe existent des petits foyers gangréneux, circonscrits. Ces petits foyers, que l'on rencontre frequemment dans les cas de gangrène pulmonaire diffuse, ont une signification grave : ce sont les indices certains d'une infection secondaire, et, au point de vue du pronostic, ils ont la même valeur que les abcès métastatiques du poumon dans l'infection purulente.

Les délabrements pulmonaires de la variété diffuse

peuvent atteindre parfois des proportions considérables. Le poumon peut être presque entièrement détruit (Andral, 4e édit., t. III, p. 455). Cette variété de gangrène peut arriver à la fin d'une pneumonie fibrineuse aiguë au 3e degré ; elle est le résultat de la coagulation de la fibrine dans les vaisseaux (Straus, loc. cit.). Elle peut s'observer à la fin d'une fièvre éruptive, de rougeole, par exemple, comme nous en publions un magnifique cas observé récemment chez un enfant (obs. VI).

Il n'est pas moins important de connaître la composition du sang dans ces cas de vaste foyer de gangrène. Lancereaux (Arc. gén. de méd. 1873) inocula à un lapin une goutte de sang provenant d'un malade mort de gangrène pulmonaire : le lapin mourut vingt-quatre heures après l'inoculation. Et Lancereaux, après des expériences comparées, conclut que ce n'est pas parce qu'il s'était altéré après la mort, que le sang de son malade possédait des propriétés septiques pour le lapin, mais bien parce qu'il avait subi pendant la vie une modification spéciale résultant sans doute de la présence de vibrions que l'analyse avait déjà révélés. Il y a donc lieu de croire, termine Lancereaux, que la rupture des vaisseaux au pourtour de l'excavation peut favoriser l'absorption d'une partie du magma gangréneux, c'est-à-dire d'agents septiques et vraisemblablement de vibrions qui auraient la propriété de vicier le sang.

SYMPTOMES.

Nous adopterons volontiers au point de vue des symptômes comme au point de vue anatomique la distinction faite par Bucquoy dans les gangrènes du poumon : l'une pneumonique, correspondant à la forme diffuse, l'autre pleurétique, correspondant à la forme superficielle de Corbin.

Parmi les symptômes communs à la pneumonie franche et à la gangrène, il faut noter : le frisson, le point de côté, la fièvre, la dyspnée, la toux, les crachats visqueux, rouillés et sanguinolents, et quelques signes physiques. Il arrive qu'à la suite d'une impression de froid intense et prolongée, il survient brusquement un frisson violent et, peu de temps après, une douleur des plus vives dans l'un des points de la paroi thoracique. On songe naturellement à une pneumonie ou à une pleurésie au début. Mais la douleur est d'une violence excessive, elle est vraiment agonisante, et se fait remarquer surtout par une persistance que l'on n'observe point dans la phlegmasie franche, pleurale ou pulmonaire. C'est ainsi que chez le malade de notre observation II le point de côté a duré cinq jours sans discontinuer. Cette douleur ne manque jamais, quel que soit le siège du point sphacélé ; assez souvent elle s'irradie vers l'épaule correspondante. L'expectoration peut manquer, souvent elle est sanglante (obs. II, IV). D'autres fois, il n'y a ni toux, ni crachats (obs. V, VI). Béhier et Hardy attachent une grande importance à l'hémoptysie, comme signe diagnostique de la première période de la gangrène pulmonaire.

Dans la première période les signes physiques sont peu accusés : on observe une légère matité avec diminution ou absence du murmure vésiculaire. Souvent, on entend des râles crépitants à l'inspiration, humides, à bulles inégales. Il est rare que dans la première période les crachats aient une odeur fétide (obs. III). Cependant, chez les malades des observations I et II, les crachats ont pris le caractère fétide dès le début. Le plus souvent les malades éprouvent un mauvais goût dans la bouche, parfois un goût de plâtre humide (Béhier et Hardy), ou la sensation que produisent des substances animales putréfiées. Habituellement les symptômes généraux sont graves dès le début; les malades portent dans l'ensemble de leur état général, dans l'expression de leur facies, un cachet de haute gravité qui frappe l'observateur, avant même que la malignité de la maladie se soit affirmée par des signes positifs (Straus, loc. cit.).

Mais, le seul signe caractéristique de la maladie réside dans les crachats, dans l'haleine. Ce signe n'apparaît que lorsqu'il s'établit une communication du foyer gangreneux avec les bronches. La fétidité de l'haleine peut cependant précéder l'odeur des crachats (obs. de Bucquoy). On est alors dans la deuxième période de Laennec, période de ramollissement.

Le malade de l'observation I crachait peu, mais de temps en temps il rendait une masse de crachats fétides. La déglutition des matières fétides de l'expectoration provoque assez fréquemment des vomissements fétides (obs. V).

Grisolle assimile l'odeur des matières et de l'haleine à l'odeur de matière fécale ou de pourriture, à l'odeur de dents cariées. Les crachats sont parfois abondants. C'est ainsi que le malade de l'obs. II, celui de l'obs. I, remplissaient jusqu'à deux crachoirs par jour. Cette fétidité peut disparaître pendant un ou plusieurs jours pour reparaître ensuite. Les signes physiques sont aussi plus accusés : augmentation de la matité, souffle, gargouillement et pectoriloquie. Les phénomènes généraux correspondent aussi par leur gravité à cette deuxième période; la fièvre présente, comme élévation thermique, un caractère profondément adynamique.

Nous publions plus loin les courbes de température correspondant à chaque observation. On peut voir la température osciller entre 39° le matin, 40 et 41° le soir. Chez le malade de l'observation V, la température s'est élevée, de 37° le matin à 40° le soir, et de 36°,4 le matin, à 41°,1 le soir. Le malade de l'observation II présente au contraire des oscillations relativement petites. La température matutinale indique dans toutes nos observations (sauf l'obs. II) une rémission qui n'existe pas à ce degré dans la pneumonie. Le pouls atteint et dépasse 120 à 130 pulsations par minute; il est petit, mou, faible, irrégulier, inégal; la peau habituellement sèche et brûlante se couvre par moments d'une sueur froide, visqueuse (obs. I, II). Un fait digne de remarque, c'est qu'il est assez fréquent, surtout dans les cas mortels, de voir le tracé du pouls s'écarter complètement de la courbe thermométrique.

Nous avons signalé l'odeur spéciale des crachats ; ils contiennent des lambeaux gris, noirâtres ou verdâtres de tissu pulmonaire gangrené. L'expectoration forme, par le repos, plusieurs couches superposées : la supérieure est muqueuse ou muco-purulente, la moyenne est séreuse, l'inférieure est épaisse et contient des fibres élastiques, des débris verdâtres ou noirâtres de tissu pulmonaire, de cellules détruites : c'est dans cette couche que l'on trouve les champignons, des leucocytes. Chimiquement, ces crachats contiennent de la leucine et de la tyrosine, produit de décomposition des matières albuminoïdes et des acides gras. D'après les recherches de Lebert et de Traube, l'acide valérianique serait la source principale de l'abominable odeur de ces matières.

Presque toujours, dit Straus, les malades sont couchés sur le côté atteint ou inclinés de ce côté : sans doute, c'est pour empêcher l'écoulement constant des liquides dans les bronches et la toux irritante qui en est la conséquence. Cette toux est pénible, incessante, quinteuse. La dyspnée est extrême, peu proportionnée aux symptômes physiques observés. Dans les cas aigus, elle peut rappeler la dyspnée que l'on observe dans la pleurésie diaphragmatique. Mais, dans les cas de gangrène, la prostration que l'on constate à un si haut degré en même temps que la dyspnée, donne à l'habitus du malade un caractère spécial.

Lorsque la gangrène du poumon est secondaire, la première période est d'un diagnostic difficile. On tiendra compte de l'exacerbation fébrile, de la prostration qui est extrême. Mais, quel que soit le mode de début, quelle que soit la forme, il n'y a de certitude sur la véritable nature de l'affection que lors de l'apparition de l'haleine, des crachats spéciaux. Nous ferons cependant des réserves, car une gangrène secondaire peut exister sans donner lieu aux signes pathognomoniques. C'est ainsi que chez la malade de l'obs. IV, atteinte de péritonite tuberculeuse, de pleurésie double, la gangrène pulmonaire ne fut révélée qu'à l'autopsie. La malade de l'observation V n'a jamais eu de crachats ; l'haleine n'a jamais été fétide, seuls des vomissements de caractère gangreneux ont mis sur la voie. Nous devons à l'obligeance de notre ami, M. Bonnaire, interne des hôpitaux, communication d'une observation toute récente de gangrène pulmonaire non diagnostiquée pendant la vie, précisément à cause de l'absence de l'haleine et des crachats spéciaux. C'est un cas de gangrène diffuse (observat. VI) ayant détruit une grande partie du poumon droit, chez un enfant de 9 ans.

Généralement, ces gangrènes s'accompagnent de pleurésies, et l'on comprend qu'une perforation de la plèvre, si petite qu'elle soit, livrant passage au liquide sanieux, donne lieu à un épanchement de même nature dans la cavité de la séreuse. Dans ces cas, les bronches étant obstruées, les signes caractéristiques feront défaut. Il n'est même pas nécessaire que les bronches soient obstruées ; une sorte de valvule formée par une languette de tissu pulmonaire s'abaissant pendant l'expiration au-devant d'une bronche ulcérée, empêche aussi l'élimination des matières putrides. Dans cette forme, appelée pleurétique, l'on comprend qu'aucune bronche d'un calibre suffisant ne soit atteinte. Même chose peut se produire dans la forme profonde pneumonique, soit parce qu'aucune bronche un peu volumineuse n'est ulcérée, le foyer étant très circonscrit, soit parce que, comme nous l'avons déjà dit, l'orifice est obstrué.

Le professeur Charcot (*Gazette hebd.*, 1861, p. 539) a fait des recherches sur plusieurs cas de gangrène sans odeur chez les diabétiques. Il donne l'observation d'une femme de 30 ans, diabétique, qui mourut avec les signes d'une phthisie galopante. On trouva, disséminées dans toute l'étendue des deux poumons, cinq ou six masses tuberculeuses, crues; aux environs, le tissu du poumon était réduit en une pulpe molle, de couleur lie de vin, imprégnée de sanie brunâtre : ces foyers n'avaient pas d'autre odeur que celle qui s'exhale ordinairement du cadavre des diabétiques. L'auteur conclut qu'il s'agit très vraisemblablement d'une forme particulière de la gangrène pulmonaire non fétide, qui, chez les diabétiques, serait primitive ou consécutive aux tubercules. Pendant notre internat à l'hospice des Ménages, il nous a été donné d'observer chez un vieillard de 65 ans, diabétique, un cas de gangrène pulmonaire non diagnostiquée à cause de l'absence des signes caractéristiques. A l'autopsie, nous nous rappelons avoir trouvé quelques noyaux de gangrène assez petits et peu fétides. Il existait une congestion assez intense des deux poumons.

C'est surtout la forme pleurétique de Bucquoy qui est généralement méconnue pendant la vie. Car le malade peut ne présenter à aucun moment ni l'expectoration ni l'haleine fétides. Cela tient, nous l'avons déjà dit, à une perforation de la plèvre et à l'apparition d'un pyo-pneumothorax, le sphacèle de la plèvre amenant rapidement la rupture et l'irruption de l'air dans la cavité séreuse.

Nous produisons plus loin deux observations de gangrène pulmonaire superficielle et de pleurésie. Dans l'obs. IV, à la face postérieure du poumon droit, on a trouvé un noyau de gangrène pulmonaire superficielle, et la cavité de la séreuse contient un liquide purulent, mais il n'existe pas de perforation de la plèvre. Dans le poumon gauche, pas de noyau ; il existe seulement dans la plèvre un liquide séreux. Faut-il attribuer au noyau de gangrène du poumon droit la cause de la présence du pus dans la plèvre correspondante ? Nous le croyons volontiers. L'observation I est un exemple de gangrène diffuse avec pleurésie consécutive, sans épanchement. Le lobe moyen du poumon droit est en effet détruit presque en entier : on observe à ce niveau des adhérences pleurales. De plus, dans l'épaisseur de la plèvre, entre le lobe supérieur et le lobe moyen, on trouve des noyaux blanchâtres, d'aspect et de consistance cartilagineuse. Nous penchons à croire que ces dépôts sur la plèvre, en augmentant la résistance de la séreuse. empêchent par là l'épanchement de se faire. Dans le cas actuel, la plèvre ne fut pas perforée, et, conséquemment, l'épanchement ne se fit pas. L'observatiou IV nous présente un autre exemple de gangrène diffuse de tout le poumon droit avec perforation de la plèvre et pyo-pneumothorax consécutif. L'inflammation et la perforation de la plèvre peuvent donc être consécutives à des gangrènes diffuses, pourvu qu'elles soient très étendues.

Quant au malade de l'obs. II, il présentait bien les signes de la pleurésie, avec gangrène du poumon. Mais nous avons déjà fait remarquer dans « l'Etiologie » bue notre opinion était que la pleurésie avait été primitive, et qu'il s'était déclaré quelque temps plus tard une gangrène des extrémités des bronches.

Mais, d'après Bucquoy, il existe deux variétés principales de pleurésies consécutives à l'ouverture du foyer gangreneux dans la plèvre. « Il faut distinguer, dit-il, « les cas dans lesquels l'irruption est subite et avant tout « symptôme inflammatoire du côté de la séreuse, et ceux « dans lesquels existe une pleurésie déjà ancienne. » Dans le premier cas, les symptômes les plus graves annoncent la pénétration des détritus gangréneux dans la plèvre ; la pleurésie suraiguë qui en est la conséquence est rapidement mortelle. Dans le second la plèvre, déja protégée par des dépôts plastiques (obs. I), montre plus de tolérance, et malgré la putridité communiquée à l'épanchement, la guérison peut être obtenue ; elle ne pourra l'être que si l'on n'hésite pas à ouvrir, aussitôt que cette complication aura été reconnue, une large issue aux liquides et aux gaz fétides épanchés dans la plèvre, et, par conséquent, à pratiquer l'opération de l'empyème, absolument indiquée dans ces cas.

On voit combien ces formes de gangrène pulmono-pleurale confinent étroitement aux pleurésies putrides, et dans bon nombre de cas, la question se pose, même à l'autopsie, de savoir quel organe a été primitivement lésé, la plèvre ou le tissu pulmonaire sous-jacent. Cette forme de pleurésie gangréneuse d'emblée a été admise par Besnier. On connaît la relation si instructive de la maladie du professeur D..., faite à la Société médicale des hôpitaux de Paris par Millard. Il s'agissait de pleurésie avec gangrène pulmonaire. Millard pense que les épanchements pleurétiques putrides ne résultent pas d'une pleurésie gangréneuse d'emblée, mais sont constamment liés à une lésion analogue du poumon.

Le petit malade de l'observation VI avait présenté durant la vie tous les symptômes d'un pyo-pneumothorax : la plèvre droite avait donc été perforée, mais l'avait-elle été consécutivement au vaste foyer de gangrène que présentait le poumon, ou bien au contraire la séreuse avait-elle été atteinte primitivement de gangrène (l'autopsie révèle à la partie antérieure de lobe inférieur une grande plaque de 3 cent. de longueur sur 2 cent. 1/2 de largeur, grisâtre, noirâtre, faisant saillie comme un bourgeon : de plus, la cavité de la séreuse contenait des gaz). Le pyo-pneumothorax avait été diagnostiqué, mais la gangrène pulmonaire avait passé inaperçue pour les raisons que nous avons déjà énumérées. Dans le cas actuel la pleurésie ne pouvait être que secondaire, puisque le malade était atteint de la rougeole.

Mais il s'agit au contraire dans les faits que nous étudions de pleurésie gangréneuse débutant d'emblée, comme pourrait le faire toute affection aiguë de poitrine née sous l'influence des causes les plus vulgaires. M. le professeur Potain a observé, dans ces conditions, deux cas de pleurésie fétide d'emblée, M. Moutard-Martin également deux. Ni l'un ni l'autre n'ont eu l'occasion de constater de visu l'état des parties malades, mais tous deux ont pensé que l'affection pleurale n'était pas primitive. (Mém. de la Soc. méd. des hôpitaux, p. 45, 1875.) M. Potain a cru qu'il s'agissait d'une gangrène superficielle du poumon et de la plèvre. M. Moutard-Martin que la gangrène de la plèvre était consécutive à la pleuro-pneumonie suraiguë. L'opinion de ces deux éminents observateurs est donc opposée à l'idée que M. E. Besnier cherche à faire prévaloir, d'une pleurésie gangréneuse proprement dite, c'est-à-dire qui ne serait pas consécutive à une lésion pulmonaire. Du reste, est-il seulement un fait bien constaté de gangrène primitive de la plèvre? Non, car pour le petit nombre de cas qui pourraient être donnés comme exemple, il n'y a pas eu d'autopsie pratiquée. Si nous examinons les cas mentionnés par Besnier, nous trouvons que dans toutes les observations de pleurésie fétide, on a rencontré un ou plusieurs noyaux de gangrène pulmonaire. Peut-on invoquer comme preuve la circonstance qui, certainement, a fait le plus d'impression sur l'esprit de Besnier, l'horible fétidité du liquide pleurétique, sans que ni l'haleine ni l'expectoration n'aient éveillé l'attention du côté d'une affection gangréneuse? Mais, les cas sont nombreux de gangrène pulmonaire étendue du poumon avec défaut d'haleine et d'expectoration fétides. Dans ces cas l'affection a été et devait être méconnue. Elle l'est d'autant plus que les signes plus apparents de la pleurésie masquent ceux que pourrait donner le sphacèle du poumon. Nous ajouterons, pour terminer, que rien n'est moins probable que la gangrène aiguë, primitive, d'une séreuse, quel que soit l'organe auquel elle appartient, sa structure même s'opposant à ce qu'elle soit atteinte primitivement de ce genre de lésion.

Notre conclusion est donc, qu'il existe bien une pleurésie fétide, mais qu'elle est consécutive à une gangrène superficielle du poumon et que le liquide épanché dans la plèvre ne présente l'odeur caractéristique que si le foyer gangréneux arrive à communiquer avec la cavité pleurale. Bucquoy (Mém. de la Société médic. des hôp. de Paris, 1875) termine ainsi son article : « Il faut bien remarquer, dit-il, que rien n'est plus rare que la pleurésie gangréneuse primitive, *dont l'existence même, en tant qu'affection aiguë, peut être mise en doute*, que la pleurésie se montre ordinairement comme une suite et une complication de la gangrène pulmonaire. Il y a une pleurésie fétide, mais elle est consécutive à une gangrène superficielle plus ou moins étendue du poumon, et le liquide épanché dans la plèvre ne présente l'odeur caractéristique que si le foyer gangréneux arrive à communiquer avec la cavité pleurale. »

DIAGNOSTIC.

L'exposé que nous venons de faire des symptômes de la gangrène du poumon nous a fréquemment conduit à exposer les signes différentiels sur lesquels, en cas de doute, le diagnostic doit être basé. La maladie marchant ordinairement à la manière d'une pneumonie ou d'une pleurésie suivant le siège profond ou superficiel des points mortifiés, nous avons recherché les différences qui dans la première période peuvent éveiller l'idée de la gangrène, que celle-ci existe seule ou qu'elle coïncide avec la phlegmasie pulmonaire ou pleurale. Nous ne reviendrons point sur les signes que nous avons déjà notés. Mais il est fort utile, surtout au point de vue du pronostic, de reconnaître si l'envahissement se fait du côté des bronches ou du côté de la plèvre. Car l'évacuation du foyer par les bronches est assez souvent suivie de guérison, et d'autre part, la chute de la matière gangréneuse dans la cavité pleurale entraîne rapidement un épanchement presque toujours mortel.

Certaines maladies peuvent induire en erreur en présentant quelques-uns des symptômes de la gangrène pulmonaire, et spécialement l'haleine et l'expectoration fétide. De ce nombre sont : la gangrène de la bouche, les abcès fétides du poumon, et peut-être ceux du foie dont l'évacuation à travers le diaphragme, la plèvre et les bronches est donnée comme possible ; l'empyème dont l'épanchement serait éliminé par vomiques ; certains catharres pulmonaires chroniques avec bronchectasie.

Dans le premier de ces cas, on constatera le sphacèle d'un ou plusieurs points de la cavité buccale avec absence des signes d'une affection thoracique. Il faut bien savoir cependant que la mortification, non seulement des bronches et du larynx, mais encore celle de la partie supérieure des voies digestives peuvent être la conséquence de la gangrène du poumon.

Les abcès du poumon devenus fétides sont difficiles à différencier d'avec la gangrène vraie. Ces abcès, du moment qu'ils communiquent avec les bronches, subissent d'ordinaire une élimination plus rapide que le noyau de gangrène et donnent par conséquent plutôt les signes d'une excavation. Si donc, les phénomènes cavitaires sont perçus quelques jours seulement après l'apparition de l'odeur spéciale, nous serons très porté à croire à un abcès fétide. Si, d'autre part, cette odeur et ces signes cavitaires se sont révélés comme complication d'une pneumonie franche ayant régulièrement évolué, le diagnostic de gangrène nous paraîtra encore moins probable.

Dans l'expectoration de l'abcès pulmonaire, on trouve, comme dans la gangrène, des débris du parenchyme; mais ces débris possèdent leurs fibres élastiques intactes, tandis qu'elles sont détruites dans l'expectoration du sphacèle pulmonaire (Traube).

Quant aux abcès du foie évacués dans les bronches, ils doivent être excessivement rares, et si l'on songe qu'après avoir effectué leur triple perforation, ils peuvent fort bien ne pas acquérir d'odeur spéciale, on comprend que le diagnostic ait bien rarement à compter avec ce genre de lésion. On pourrait toutefois se baser sur la préexistence d'une hépatite suppurée; l'absence des signes physiques, propres au sphacèle pulmonaire et d'hémoptysie qui serait aussi rare dans ce cas, qu'elle est fréquente dans la gangrène.

La vomique consécutive à un empyème s'observe plus souvent et prend très vite une odeur putride. Il faut tenir compte de la marche de la pleurésie qui ne s'est accompagnée d'aucun des signes que nous avons indiqués comme devant éveiller l'idée de gangrène au début. D'ailleurs il est ordinaire que la fétidité du liquide soit consécutive au pneumothorax, et, si la première vomique est sans odeur, ce fait éclairera le diagnostic.

On admet enfin qu'il existe des bronchites dans lesquelles la secrétion morbide s'altère au sein même des bronches et devient assez fétide pour simuler le sphacèle du poumon.

Lannec avait déjà entrevu cette sorte de gangrène (T. Aus. méd, t. I, p. 250). « Il se pourrait, dit-il, que les bronches soient le siège d'une altération spéciale dépendant ou non d'une disposition générale à la gangrène. » Si l'on compare ce fait de gangrène guérie avec les observations beaucoup plus nombreuses de gangrènes pulmonaires terminées par la mort, on ne peut s'empêcher de constater bien des points de ressemblance dans les symptômes et dans la marche des accidents, bien que généralement la gangrène mortelle procède avec plus d'acuité, il ne manque pas d'observations où elle suit un processus chronique. Un seul symptôme semble différencier les deux affections : dans la gangrène des extrémités bronchiques, l'élément catarrhal est prédominant; l'expectoration extrêmement abondante, comme chez notre malade (observation II) marque toujours le début des accidents. Tandis que dans les gangrènes avec large fonte des tissus, les matières expectorées en masse prennent d'ordinaire un aspect de détritus animaux tout spécial, ici le mucus constitue la presque totalité des crachats et leur fétidité est à peu près le seul indice. Mais comment cet élément catarrhal incontestable peut-il donner lieu à la décomposition putride? Dittrich admet que les crachats emprisonnés dans une dilatation bronchique y subissent diverses métamorphoses pour aboutir à l'odeur gangréneuse. L'évolution de ce sphacèle, limité d'abord au mucus, s'étend de là aux parois bronchiques. Quelque créance qu'on accorde à ces inductions, dit Lasègue, il n'en faut pas moins admettre en principe, que la gangrène muqueuse n'est qu'un premier degré, et que si elle n'entraîne pas des accidents mortels, c'est moins parce qu'elle est d'une nature bénigne, que parce qu'elle n'a pas eu le temps de pousser plus loin ses ravages.

Si les deux bases essentielles du diagnostic manquaient à la fois au clinicien, il faut avouer que la tâche serait singulièrement difficile, pour ne pas dire impossible. Le nombre d'observations de gangrène pulmonaire non diagnostiquée pendant la vie va tous les jours en augmentant; nous en citons un exemple frappant, observation VI. Dans tous les cas, on devra tenir compte de la gravité des symptômes généraux, de la prostration des forces, inexplicables par les signes physiques.

Le pronostic de la gangrène est extrêmement grave. Lorsque la lésion est étendue, diffuse, envahissante, la terminaison est toujours fatale. Dans le cas même où elle est circonscrite, la mort arrive fréquemment, soit par les progrès de l'affaiblissement général ou d'une affection concomitante, soit par hémorrhagie interne ou externe; celles-ci se produisent le plus souvent lors de la séparation de l'eschare. Dans l'un de ces cas, Cruveilhier (Anat. path.) a trouvé dans la plèvre un litre de sang épanché. Laurence cite un fait d'hémorrhagie externe foudroyante due à l'artère pulmonaire qui était comprise dans le foyer de gangrène communiquant avec une bronche.

De nos deux formes pneunomique et pleurétique, celle-ci, toutes choses égales d'ailleurs, est d'un pronostic plus fâcheux, parce que le mode de guérison par évacuation bronchique est moins probable et que l'on peut craidre un empyème. Lorsqu'un épanchement séreux vient à communiquer avec le foyer du sphacèle le liquide ne tarde pas en effet à devenir purulent. Le pronostic devient plus sombre, mais est-il toujours fatal?

Lorsque la gangrène, très superficielle, atteint la plèvre, on voit survenir, après quelques légers malaises, une pleurésie suraiguë qui, en peu de jours, emporte le malade. La maladie peut marcher avec une telle rapidité que les ressources de l'art sont complètement inutiles. Heureusement, cette gangrène pleuro-pulmonaire ne se présente pas toujours avec ce caractère d'acuité, et quoiqu'elle soit toujours d'une extrême gravité, les observations sont nombreuses dans lesquelles la guérison a été obtenue. La pleurésie alors peut être considérée comme une complication qui n'ajoute pas beaucoup à la gravité de la maladie : elle devient même, en quelque sorte, dit Bucquoy, une complication favorable, si, par l'opération de l'empyème, à laquelle elle aura conduit, elle permet l'éliminatisn facile des portions sphacélées du poumon. C'est certainement à cette circonstance que le professeur D... a dû une guérison qu'on n'osait plus espérer. Les chances de succès seront d'autant plus grandes que l'opération aura été faite à une époque plus rapprochée du moment de l'ouverture du foyer gangréneux dans la cavité pleurale.

Il est bien entendu que dans ces cas le foyer de gangrène doit être très limité : une grande étendue des délabrements pulmonaires ne saurait faire espérer la guérison.

Dans la forme pneumonique, la guérison ne sera pas très rare si le foyer est limité et communique facilement avec les bronches. La maladie ne laissera même plus de traces de son passage si, par rétraction de la membrane enkystante et rapprochement des parois, la cavité disparaît complètement. Dans ces cas heureux, l'état général, quoique mauvais, ne l'est pas autant que dans les gangrènes étendues. L'asthénie n'est pas aussi profonde, les exaspérations fébriles sont plus courtes et de plus en plus éloignées; l'altération des traits, les sueurs, la diarrhée, etc., n'offrent pas le même caractère de gravité et quelquefois font défaut. Les signes physiques enfin se circonscrivent, diminuent d'étendue et d'intensité; on ne les entend plus qu'en un point; ils peuvent même disparaître tout à fait. M. le professeur Jaccoud a surtout observé cette terminaison dans la gangrène des buveurs et des diabétiques avant la période consomptive.

Nous publions une observation relatant un cas de guérison. On voit que les symptômes généraux n'ont jamais atteint le degré de gravité que l'on rencontre dans les gangrènes pulmonaires, fatalement mortelles. La température ne s'est jamais élevée au-delà de 38°,3, avec des rémissions matutinales légères.

Dans sa thèse, Laurence établit la proportion de huit guérisons sur soixante-huit cas. Grisolle fait remarquer que les succès sont encore plus rares chez les enfants, parce que le plus souvent la gangrène envahit à la fois plusieurs points de l'économie. La résistance organique est, du reste, moins grande. Enfin, il est presque inutile d'ajouter qu'indépendamment du siège et de l'étendue des lésions, il faut tenir compte des maladies antérieures et coexistantes, du degré de vigueur ou d'affaiblissement du sujet au moment où il est surpris par l'affection gangréneuse.

TRAITEMENT.

Le traitement de la gangrène pulmonaire comprend trois indications essentielles : soutenir les forces du malade pour donner à la nature le temps d'accomplir, s'il est possible, son œuvre de réparation ; apaiser la douleur, l'anxiété, la dyspnée par les divers calmants dont nous disposons, combattre enfin cette horrible fétidité, si pénible pour le malade et ceux qui l'entourent, par les désinfectants, sous toutes les formes.

La première de ces indications sera remplie par l'usage du vin, de l'alcool, du quinquina. La potion de Tood, avec 2 à 4 gr. d'extrait mou de quinquina est une excellente préparation. Dans certains cas de prostration extrême, les excitants diffusibles, tels que l'acétate d'ammoniaque en particulier, peuvent rendre des services.

En second lieu, si la douleur est vive et l'insomnie persistante, on aura recours aux divers calmants et hypnotiques : l'hydrate de chloral, les opiacés, tels que l'extrait thébaïque en pilules de 5 centigrammes, dont on prescrira une à trois en 24 heures.

Les principaux désinfectants employés sont les chlorures de soude et de chaux, à la dose de 8 à 10 grammes de l'un ou de l'autre dans un litre de macération de quinquina (Jaccoud), la liqueur de Labarraque (hyporchlorite de soude liquide) 4 à 6 grammes dans une potion.

Graves recommandait la formule suivante :

Chlorure de chaux. . . . . 3 grammes.
Opium. . . . . 1 —

Pour 20 pilules dont on fait prendre 2 à 5 par jour.

Laurence combine le sel de chaux à l'extrait de jusquiame.

On peut encore placer auprès du lit du malade un vase contenant du chlorure de chaux sec. Skoda, Trousseau, ont employé les inhalations de vapeurs thérébenthinées. Jaccoud leur préfère les pulvérisations faites avec une solution faible de permanganate de potasse, 50 centigrammes par litre pour commencer.

On pourrait aussi prescrire cette solution en gargarisme.

Enfin Bucquoy a fait ressortir, dans ces dernières années, les avantages de l'eucalyptus. Ce médicament, tant prôné dans un si grand nombre d'affections, ne lui a pas semblé remplir des indications si multiples. Cependant nous avons constaté les bons effets de l'eucalyptus employé sous forme d'alcoolature. A la dose de 2 grammes par jour, ce médicament calme la toux et modifie rapidement l'odeur de l'haleine et de l'expectoration. Lorsque la dépression des forces est très marquée, on peut alterner avec la potion à l'eucalyptus celle de Tood additionnée d'extrait mou de quinquina. Cette médication a donné de bons résultats.

Observation I. (Personnelle.)

Le nommé Van der Braud, âgé de 45 ans, chauffeur, né en Belgique. Entré le 4 juin 1879, à l'hôpital Saint-Antoine, salle Saint-Eloi, lit n° 11.

Souffrant depuis une douzaine de jours. Début par des frissons, dyspepsie, point de côté à droite au niveau de l'épine de l'iliaque antérieure et supérieure avec toux, expectoration abondante et crachats brunâtres, visqueux, fétides depuis trois jours.

Haleine fétide, insomnie, agitation, grand affaiblissement, ni vomissements, ni diarrhée, a perdu un peu de sang dans ses selles.

Etat actuel. — A un peu dormi, pas de sueurs, pas de frissons, fièvre médiocre, P. 108 plein, vibrant, peu de céphalalgie, langue bonne, pas de mal de gorge, soif assez vive, inappétence, pas d'envies de vomir, pas de selles depuis deux jours, pas de coliques, toux fréquente, crachats abondants, les uns verdâtres sans odeur, les autres brunâtres plus liquides, fétides.

Rien en avant.

En arrière : sonorité normale à gauche, respiration humée, râles sibilants et sous-crépitants.

A droite, au tiers inférieur, diminution de sonorité. Tonalité plus élevé, pas de souffle, respiration rude, gros râles sous-crépitants et ronflants.

Le malade crache peu en général, mais il lui survient tout d'un coup, de temps à autre, une masse de crachats fétides, puis des crachats verts sans odeur.

Rien au cœur.

Rien à la bouche, ni au nez.

Examen des urines : nuage d'albumine, disque d'acide urique.

Le 5. Diminution de sonorité dans les deux tiers inférieurs à droite, en arrière ; râles sous-crépitants dans la fosse sous-épineuse, crépitants à la base, respiration rude, légèrement soufflante ; un crachoir de matières diffluentes, grisâtres, fétides ; haleine fétide. (Ventouses sèches. Pot. Tood. Eucalyptus.)

Le 6. Soif vive, un peu d'appétit, fièvre sensiblement plus vive qu'hier, 108 p., a bien dormi, un peu de sueurs; ni point de côté, ni oppression, toux moins fréquente, crachats de même nature moins abondants; diminution de la sonorité persiste à la base droite avec respiration faible ; ni râles, ni souffle; langue humide, bonne.

Le 7. Crachats comme hier, plus mousseux, encore grisâtres, mais ayant bien moins mauvaise odeur.

En avant, sous la clavicule droite, diminution de la sonorité, respiration un peu rude.

En arrière, diminution de sonorité dans la fosse sous-épineuse, respiration faible dans les deux tiers inférieurs, avec râles crépitants après la toux dans la fosse sous épineuse ; assez bien dormi, quelques cauchemars, un peu d'agitation, p. 112 ; un peu de diarrhée, ventre ballonné ; le facies est meilleur, moins fatigué.

Le 9, état général même que les jours précédents. Expectoration peu abondante, crachats visqueux, muqueux, incolores, quelques-uns gris sale; mêmes signes d'auscultation et de percussion ; appétit satisfaisant, fièvre modérée.

Le 10. Persistance de la matité vers les deux tiers inférieurs de la poitrine ; à droite, en arrière râles crépitants à ce niveau également; à la fin de l'inspiration souffle à caractère un peu amphorique très limité au niveau de l'angle inférieur de l'omoplate du même côté.

Le 11. Diminution des râles, souffle à caractère amphorique à la fin de l'inspiration dans la fosse sous-épineuse à droite en arrière, au même niveau matité.

Etat général. — Assez bon, de même que les jours précédents ; un quart de crachoir de crachats diffluents, noirâtres, jus de pruneaux à odeur fétide et gangréneuse, appétit faible, fièvre assez élevée ; ce matin, 38°,6; hier soir, 39°,8.

Le 12. Même état.

Le 13. P. 104, crachats fétides, sales, grisâtres, en petite abondance, nuit assez bonne, appétit toujours faible, plus de souffle, ni de râles dans la fosse sous-épineuse droite, matité augmentée au même niveau, diminution des vibrations thoraciques, pas d'égophonie. (Epanchement ?) 2 ou trois selles liquides par jour.

Le 14. Crachats moins colorés, moins fétides, grâce à leur odeur d'eucalyptus, diarrhée plus forte, 8-9 selles diarrhéiques ; hier, P. 108, T. 37°2. Toujours submatité au-dessous de l'épine de l'omoplate, souffle à timbre cavitaire profond, un peu au-dessus de l'angle de l'omoplate à droite. Respiration pure dans l'aisselle du même côté.

Le 14. Un peu d'oppression, mort dans la nuit.

Le 16. Autopsie. Cœur, cerveau, reins, etc., ne présentent rien de particulier. Le poumon droit est congestionné. Une coupe pratiquée de sa face externe vers le hile découvre un vaste foyer de gangrène circonscrite occupant la presque totalité du lobe moyen. Au tour du foyer se trouve une couche de parties saines entourées d'une zone d'hyperhémie. La recherche d'un agent d'obstruction dans les artères bronchiques et pulmonaires n'amène aucun résultat. Adhérences pleurales à droite. Dans l'épaisseur de la plèvre, entre le lobe supérieur et le lobe moyen on trouve un noyau blanchâtre d'aspect et de consistance cartilagineuse, de la grosseur d'une amande environ, facile à isoler des parties voisines. Plusieurs corps semblables, mais de plus petit volume siégeaient en d'autres points de la plèvre et du médiastin. Poumon gauche sain. Rate grosse, ramollie, diffluente.

OBSERVATION II. (Personnelle.)

Bil... (Pierre), âgé de 26 ans, domestique. Entré le 13 février 1879, salle Saint-Eloi, hôpital Saint-Antoine, lit n° 12, 7, 1.

Souffrant depuis un mois. Début par mal de tête, puis point de côté à droite à la base du thorax avec dyspnée.

Il y a quinze jours s'est mis seulement à tousser avec *crachats fétides* dès le début.

Depuis huit jours a craché le sang, tantôt pur, tantôt entremêlé de crachats verdâtres, remplit environ deux crachoirs par jour, frissons la nuit, sueurs nocturnes abondantes, nausées sans vomissements, pas de diarrhée, a beaucoup maigri depuis un mois. Deux vésicatoires au côté droit.

Etat actuel. — Dort peu, tousse beaucoup, langue un peu blanche, peu d'appétit, soif vive, urine peu; douleur sous-mammaire droite et au creux de l'estomac, crachats séreux, muqueux et purulents, aérés, d'odeur fétide, gangréneuse dès le premier jour, haleine fétide.

A gauche, en avant, sonorité et respiration pures.

A droite, sonorité un peu exagérée, inspiration rude, un peu soufflante, superficielle, respiration faible, un peu prolongée avec quelques petits râles ronflants.

En arrière, rien au sommet. Dans le tiers inférieur à partir de l'omoplate, matité avec souffle voilé, légèrement cavitaire; autour quelques frottements secs ou grosse crépitation.

La voix est égophone, légèrement cavitaire, pas de pectoriloquie, aphone, voix chuchottée, confuse, de plus on entend des râles humides, sorte de gargouillement lointain ; absence de vibrations thoraciques. Gangrène pulmonaire, pleurésie.

Traitement. — Hysope, vin de quinquina, eucalyptus, Tood.

Le 14. Pas de sommeil, transpirations abondantes, crachats fétides, abondants, quelques-uns brunâtres, toux fréquente, souffle plus lointain, voilé, quelques râles humides ou frottements; rien au cœur.

Le 15. Même état ; le souffle voilé est légèrement cavitaire près du rachis au niveau supérieur de la matité avec pectoriloquie aphone, pas de point de côté, 2 crachoirs de matières séro-muqueuses, aérées, fétides, appétit conservé, quelques frissons et sueurs dans la nuit.

Le 16. Id.

Le 17. A bien dormi, sueurs dès qu'il dort, pas de frissons, appétit meilleur, selles régulières, haleine semble un peu moins fetide ainsi que les crachats, tousse autant, douleur de côté persiste, affaiblie, diminution de sonorité à la moitié inférieure, à partir de l'angle inférieur de l'omoplate, avec souffle voilé, égophonie, pectoriloquie.

Etat général plutôt meilleur.

Le 18. Pas de mauvaise odeur de l'haleine, seulement désagréable avec odeur d'eucalyptus; de même les crachats ne sentent plus très mauvais (grâce à l'eucalyptus ?).

Mêmes signes locaux et généraux.

Le 19. Odeur un peu plus fétide des crachats, quelques filets de sang, pas de sommeil, toux fréquente, sueurs nocturnes peu abondantes, l'appétit revient, mêmes signes locaux.

Le 21. Les crachats n'ont plus qu'une légère odeur, mousseux, incolores, peu de sommeil, toux fréquente, appétit revient, le murmure vésiculaire s'étend, atténué presque jusqu'en bas, pas de souffle, pas d'égophonie, vibrations thoraciques encore absentes, face meilleure.

Le 24. Les crachats ont encore une légère odeur, insomnie, toux fréquente, crachats abondants, 2 crachoirs par jour; hier, vomissements d'aliments, pas de sueurs la nuit, appétit diminué; silence presque complet dans la moitié inferieure.

A droite, pas de souffle, pas de vibrations thoraciques.

Le 25. Crachats séro-muqueux abondants, salivaires, toux fréquente, l'haleine a encore de l'odeur, pas d'appétit, pas de vomissements, mêmes signes stéthoscopiques.

Le 26. Matité dans la moitié inférieure, la respiration s'entend affaiblie jusqu'à l'angle de l'omoplate, au-dessous silence; même état.

Le 28. Amélioration persiste, appétit bon, la bouche a mauvais goût quand il crache; crachats gris, verdâtres d'odeur fadasse de miel pourri, nageant dans de la sérosité mousseuse ; souffre encore au côté droit quand il tousse ; la respiration s'entend jusqu'en bas mêlée de quelque râles ou frottements dans la fosse sous-épineuse très faible à la base.

Le 1er mars. Les crachats ont encore mauvaise odeur ; 1 crachoir et demi par jour ; amélioration continue.

Les crachats n'ont presque plus d'odeur, ils sont muqueux, salivaires, toux moins fréquente, léger point de côté; diminution de sonorité à la base, la respiration s'entend mêlée de fins frottements et râles crépitants, appétit bon, nuit assez bonne.

Le 5. Céphalalgie, peau un peu chaude, moite, pul. 84.

Le 6. Se plaint de douleurs au côté droit.

Le 8. Submatité au 1/3 inférieur avec diminution de respiration, légère douleur au côté droit, crachats blancs, mousseux, avec légère odeur, appétit bon, les forces reviennent.

Le 10. La douleur persiste à droite, sueurs pendant le sommeil, crachats mousseux, inodores, appétit bon.

Le 11. Faiblesse du murmure vésiculaire à la base droite, odeur fadasse, mielleuse de crachats qui sont assez abondants.

Le 15. Crachats très abondants, séro-muqueux, âcres, mousseux, à peine d'odeur, pas de râles dans la poitrine, état général bon.

Le 21. Crachats peu abondants, séro-muqueux, la matité persiste dans le 1/3 inférieur avec diminution très grande du bruit respiratoire. Conservation des vibrations thoraciques, état général bon.

Le 26. Sort dans un bon état général, état local comme plu haut.

Observation III. (Personnelle.)

La nommée J..., âgée de 24 ans, entrée le 20 mars 1879, salle Sainte-Jeanne, hôpital Saint-Antoine, lit n° 7 (service de M. Fernet).

D'après les renseignements donnés, la malade toussait depuis plusieurs mois, avait de la fièvre, de la diarrhée, était accouchée depuis 4 ou 5 mois, impossible d'obtenir des renseignements clairs; souffrante, dit-elle, depuis 3 mois, surtout depuis 8 jours; sensibilité et mobilité conservées, face rouge, prostration, plaintes, pas de céphalalgie, pupilles inégales, la gauche un peu plus dilatée, langue humide, blanchâtre, ventre ballonné, sonore, n'a pas été à la selle depuis 2 jours.

Dans la poitrine, diminution de sonorité sous la clavicule droite, quelques râles humides et ronflants, à la base droite: submatité très

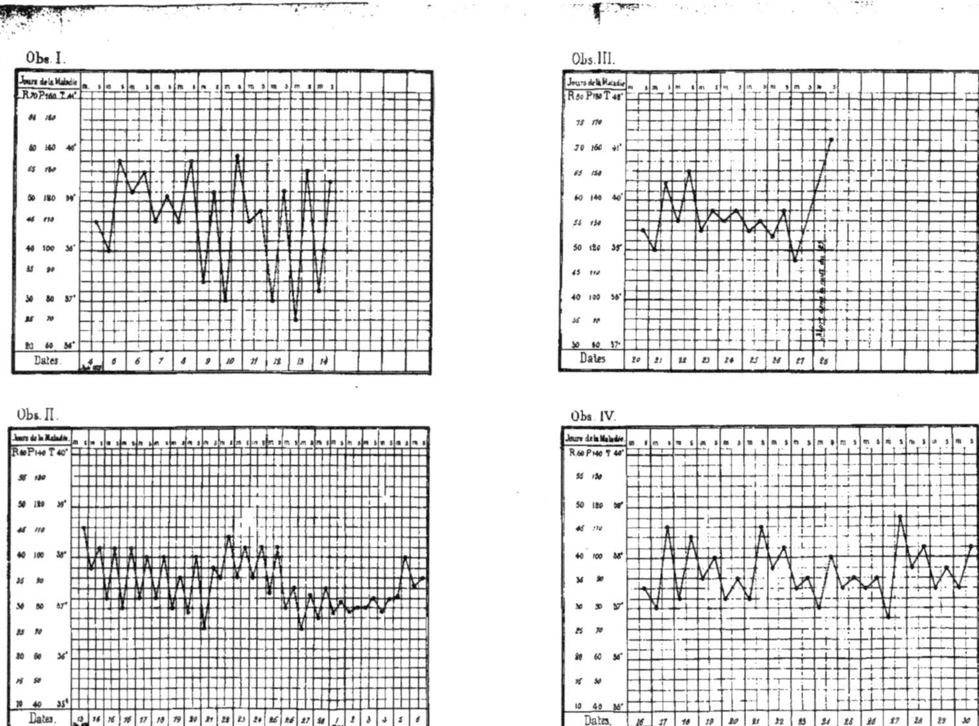

Obs. I.
Jours de la Maladie
Dates.
Obs. III.
Jours de la Maladie
Dates
Obs. II.
Jours de la Maladie
Dates.
Obs. IV.
Jours de la Maladie
Dates.

limitée, râles fins uniquement dans l'inspiration, crépitants surtout à droite, rien de net aux sommets et en arrière, bruits du cœur corrects, pouls petit, fréquent, 132 pul.

Rien au toucher vaginal, culs-de-sac libres.

Le 21. La malade est plus lucide, pupilles également contractées, quelques râles crépitants sous la clavicule droite, râles ronflants disséminés en avant, quelques râles crépitants aux deux bases, crachats purulents en masse, quelques-uns teintés de sang, brunâtres, non aérés, fait et urine sous elle, notable quantité d'albumine, léger œdème des jambes, un peu rouges. Desquamation des doigts aux extrémités.

Sur le tronc et les membres, surtout aux bras et à la poitrine, nombreuses taches miliaires de la grosseur d'une tête d'épingle, d'un rouge variant d'intensité, ne disparaissant pas à la pression, ecchymoses sous-épidermiques : aucune ne présente de saillie pouvant faire croire à une piqûre de puces. *Purpura*? *Puces*?

Le 21 (soir). La malade répond avec peine, fièvre vive, ventre ballonné, souple, crachats purulents un peu aérés.

Scarlatine? néphrite? tuberculose? granulie?

Le 22. Même prostration, silence, hébétude, céphalalgie frontale pupilles énormément dilatées et inégales, ni vomissements, ni diarrhée, langue rouge, humide, tremblottante.

Ventre ballonné, mou.

Râles sous-crépitants et ronflants à droite, en avant, surtout à l'inspiration, en arrière, dans toute la hauteur à la base gauche.

Le 22. Rougeur intense, violacée de la pommette gauche, crachats purulents, gris verdâtres, sanieux, peu aérés et teinte rouillée.

Respiration bruyante, râles trachéo-bronchiques.

Le 23. Pas de perte de la sensibilité, râles ronflants sous-crépitants en avant et à droite, ronflants à gauche, râles sous-crépitants en arrière à droite, crépitants et sous-crépitants à la base gauche.

Le 24. D'après de nouveaux renseignements on apprend qu'elle était très bien portante jusqu'à 8 jours avant son entrée à l'hôpital Adynamie et hébétude moins marquées.

Ventre ballonné, diarrhée jaune.

Céphalalgie frontale, pas d'épistaxis.

Respiration fréquente, râles sous-crépitants, nombreux, disséminés à droite. en avant et en arrière, bien moins nombreux à gauche, crachats rares, purulents, un peu plus jaunâtres.

Pas de modification de l'éruption purpurique, langue bonne, humide, soif modérée.

Le 25. Un peu moins d'adynamie, oppression croissante, toux grasse, respiration pénible, pupilles moins dilatées. Quelques rares crachats purulents, gris jaunâtres, plus aérés, fesses rouges, diarrhée, fait sous elle.

Râles sonores et humides, prédominants à droite, en avant; gros râles disséminés de haut en bas, fins à la base.

20 ventouses sèches. Tood. — Pouls fréquent, petit.

Le 26. Plaques bleues de cyanose aux pommettes, râles très abondants des deux côtés en arrière et en bas. Respiration à timbre, soufflant par endroits, vive oppression, quelques crachats purulents, plaques bleues de cyanose très étendues sur toute la joue.

Le 27. Crachats sanieux, purulents, d'odeur fétide, haleine plus fétide encore.

État typhoïde très accusé, hébétude, immobilité; l'intelligence est cependant conservée.

1 gramme d'ipéca donné la veille n'a produit ni vomissements, ni selles ; une selle liquide dans la nuit, ventre ballonné.

Purpura moins accusé.

Gros râles humides dans le côté droit, en avant à la base droite, en arrière et au sommet gauche, disséminés partout ailleurs avec respiration soufflante en quelques points.

Pneumonie suppurée. Amaigrissement notable. — Respiration bruyanté, râles trachéo-bronchiques.

Le 27. Respiration stertoreuse, agonique, la malade avale à peine ce qu'on lui donne, ne crache pas. — Mort dans la nuit.

Autopsie. — Cerveau, pie-mère congestionnée, pas de méningite. Intestins, foie, reins, rate, sains.

Poumons: congestion assez marquée aux deux bases, ni pleurésie, ni tubercules.

Dans la partie inférieure du lobe supérieur du poumon droit est une excavation de la grandeur d'une noix à parois gris verdâtres, contenant des filaments de même nature et un peu de liquide sanieux. La cavité est à la coupe presque vide. Il s'en exhale une odeur infecte, gangréneuse.

Le poumon ne présente pas autour une zone bien caractérisée de pneumonie, ni même de congestion.

La cavité s'ouvre dans l'extrémité d'une petite bronche.

Obs. IV. — Due à l'obligeance de notre ami M. Ladroitte, externe des hôpitaux. (Pleurésie double, péritonite tuberculeuse, gangrène pulmonaire.)

La nommé X..., âgée de 46 ans. Entrée le 17 octobre 1879, à l'hôpital Saint-Antoine, salle Sainte-Jeanne, lit n° 40. — Service de M. Fernet.

Bonne santé antérieure; 3 enfants; habituellement bien réglée. Depuis deux mois la malade était fatiguée, n'ayant pas ses règles. Il y a un mois le ventre s'était un peu ballonné. Il y a quinze jours, elle fut prise, après un bain, d'un grand frisson, de douleur dans les côtés et dans le ventre. Le ventre s'est ballonné davantage ; vomissements bilieux répétés, diarrhée assez abondante, pas de toux, quelques crachats avec filets de sang.

Etat actuel : cachexie très accusée, teinte subictérique, pouls petit, fréquent : 120 ; pas de céphalalgie, insomnie, langue bonne, nausées, diarrhée, ventre très ballonné, peu douloureux, rénitence marquée des deux côtés, surtout au flanc droit, submatité aux deux flancs ; à la région hépatique marrons arrondis, inégaux, distincts cependant de la matité du foie, qui semble très petit. Pas de dilatation stomacale ; douleur aux deux côtés de la base de la poitrine surtout à gauche ; dans la poitrine à la base droite en arrière, matité limitée avec souffle à l'expiration ; à gauche, la matité remonte un peu plus haut avec faiblesse de la respiration ; des deux côtés à la base, absence de vibrations thoraciques ; rien au sommet, rien au cœur ; écorchure au sacrum, large comme deux pièces de 5 francs ; au toucher col sain ; utérus lourd, immobile ; dans le cul-de-sac postérieur, saillie peu accusée qui se continue avec le corps, pas de difficulté à uriner.

Le 19. On rencontre encore les noyaux d'induration dans l'hypochondre gauche ; ventre plus souple, ni vomissements, ni diarrhée, douleur persistante au ventre, oppression assez vive.

Le 20. Pas de diarrhée, 2-3 selles liquides, pas de nausées, ventre suuple ; on sent dans la fosse iliaque gauche, dans le flanc et au-dessous des côtes, des masses oblongues indurées (anses intestinales indurées et accolées) ; tympanisme sous-claviculaire des deux côtés. Matité limitée aux deux bases en arrière presque au même nivoao avec faiblesse du bruit respiratoire, pas de souffle ; abolition des vibrations thoraciques, pas de transmission à la voix chuchotée.

Le 22. Pas d'ascite, ventre un peu douloureux, toujours ballonné, pas de diarrhée.

Le 24. A vomi un peu de bile, 2-3 selles liquides ; la fièvre tombe, peu de douleur dans le ventre ; sentiment d'oppression, pâleur cachectique, les épanchements pleuraux n'augmentent pas, ascite, les anses intestinales se dessinent à travers la paroi, indurations disséminées dans le ventre sous forme de cordons.

Le 27. Vomit un peu, peu de diarrhée, développement considérable du ventre avec mêmes indurations disséminées, peu d'ascite, ventre peu douloureux, eschare à la fesse droite, l'eschare du sacrum est détachée en grande partie.

Le 28. Diarrhée plus abondante, cachexie croissante.

Le 29. Vomissements bilieux, diarrhée, urine sous elle.

Le 30. Vomissements incessants.

Le 31. Mort dans la nuit.

1er octobre. Autopsie. Péritonite suppurée, généralisée, adhérences intestinales, intestins recouverts d'une couche verdâtre fibrino-purulente, on ne voit pas de tubercules; foie petit, mou; reins décolorés, gros; fibrome du corps de l'utérus qui est hypertrophié et induré en masse, surtout à sa face postérieure; pas de tubercules; pleurésie double, séreuse à gauche, séro-purulente à droite ; au lobe inférieur du poumon droit dans la languette qui s'enfonce dans le sinus costo-diaphragmatique à la face postérieure est un noyau de gangrène superficielle, gros comme une petite noix ; rien au cœur.

Observation V. (Personnelle.)

La nommée Lef... (Hyacinthe), âgée de 24 ans, culottière. Entrée le 16 juillet 1879, salle Saint-Jeanne, lit n° 3, hôpital Sainte-Antoine. Service de M. Fernet (abcès du foie, gangrène du poumon, perforation du duodénum).

A eu deux enfants, le dernier il y a deux ans ; règles normales, sujette à des maux d'estomac depuis des années; malade depuis trois semaines environ; début par douleurs à l'épigastre, puis au dos, puis sensation de brisement généralisée avec peu de fièvre, un seul frisson;

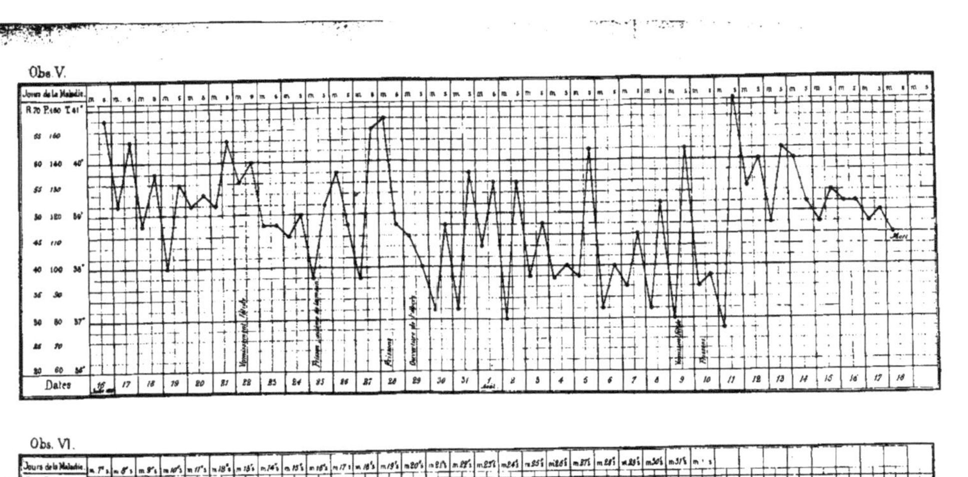
Obs. V.
Jours de la Maladie
Dates

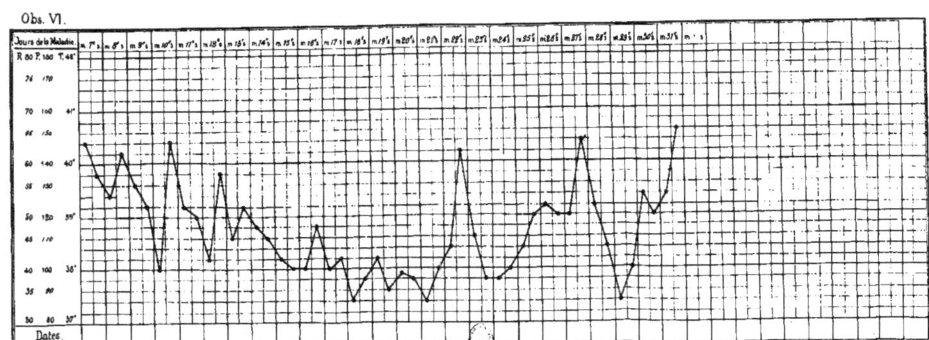
Obs. VI.
Jours de la Maladie
Dates

pas de céphalalgie, perte d'appétit, un vomissement la veille de son entrée, constipation habituelle.

Etat actuel. — Le jour de son entrée à l'hôpital, aspect grippé, péritonéal, vomissements bilieux, selles normales, épigastre douloureux avec tuméfaction au niveau du bord droit du muscle droit sous le rebord costal pouvant faire croire à une tumeur de la vésicule biliaire, à un abcès du foie, à un kyste hydatique, à une péritonite limitée.

Le 21. La fièvre semble d'abord diminuée, la douleur diminue, puis la fièvre revient un peu plus marquée; on constate dans l'épigastre et dans l'hypochondre droit, ne dépassant pas la ligne médiane, une tuméfaction arrondie peu douloureuse, régulière, se continuant avec le foie ; cette tumeur amène une légère voussure de l'hypochondre.

Le 22. Même état local. Vomissements bilieux dans la matinée, selles normales, un frisson dans l'après-midi, pas de céphalalgie, inappétence, soif vive, envie de vomir et vomissements dans l'après-midi, pas de douleur à l'épigastre, étoudissements, le moindre mouvement provoque des nausées, mictions régulières; rien du côté de l'utérus ; n'a jamais eu la jaunisse, jamais d'accident de lithiase biliaire, pas de gêne pour respirer, insomnie persistante.

Le 23. Hier vomissements à deux reprises, une fois de la bile, puis un liquide jaune verdâtre, puriforme, d'odeur fétide, gangréneuse ; en même temps qu'avait lieu le deuxième vomissement, il survenait des selles liquides, nombreuses, sans odeur particulière (granulations nombreuses, quelques leucocytes, pas de crochets d'echinocoques). Ce matin, on trouve la malade ayant dormi un peu, ayant eu quelques petits frissons dans la nuit ; pas de douleur à l'épigastre qui n'est pas tendu ; à la palpation, on constate une diminution notable de la tumeur globuleuse. Y a-t-il ouverture de la poche liquide dans le duodénum ? La malade se sent de l'appétit, pas d'envies de vomir.

Le 23. Etat général bon, ni frissons, ni vomissements, ni douleur, ni dyspnée ; la tuméfaction de l'hypochondre semble pourtant avoir repris un peu de volume.

Le 24. Nuit assez bonne, léger frisson, pas de douleur à l'épigastre, ni nausées, ni selles ; se trouve beaucoup mieux ; pas d'appétit, soif assez vive, apyrexie.

Le 25. Insomnie le matin, sans frissons, vive chaleur suivie de sueurs abondantes, œdème du dos de la main gauche, selles régulières, inappétence, sensation de gêne au ventre du côté droit quand elle se lève ; l'œdème de la main a augmenté, rougeur et tuméfaction du bord cubital avec douleur modérée, a dormi dans l'après-midi.

Le 28. Dans la nuit 2 frissons avec fièvre vive, le matin sueurs; la main est moins rouge, peu douloureuse, vomissements de bile.

Le 29. Grand frisson au moment de la visite, abattement très marqué; rien de nouveau au ventre, empâtement toujours manifeste, non douloureux ; sur le bord de la main gauche, rougeur s'étendant sur le dos et la paume avec fluctuation évidente ; une incision est pratiquée et il en sort une quantité assez considérable de pus un peu grisâtre, d'odeur manifestement gangréneuse; sueurs très abondantes, face pâle; inappétence, grand abattement.

Le 31. Vomissements d'odeur gangréneuse, matières jaunâtres en solution dans un liquide verdâtre contenant des leucocytes, mais pas de crochets d'hydatides, quelques jeunes bactéries et bâtons remuants, peu après vomissements alimentaires ; à la palpation de l'abdomen, on sent à l'hypochondre droit un empâtement manifeste, pas de douur, pas de frissons, la plaie de la main gauche donne peu de pus.

1er août. Vomissements de matières fétides.

Le 2. Vomissements de matières bilieuses, selles normales ; la tumeur du ventre est moins grosse, indolente ; un petit frisson dans la nuit ; un peu d'appétit; face pâle, main guérie.

Le 4. Tumeur évidente à l'hypochondre.

Le 5. La tuméfaction de l'hypochondre est encore plus manifeste; la malade y éprouve un peu de douleur quand elle remue, vertiges quand elle s'asseoit, pâleur, 2 vomissements de bile sans odeur fétide, nausées, inappétence, pas de frissons, fièvre diminuée.

Le 6. Vomissement fétide de matières blanches, selles normales, légers frissons dans la nuit, grande faiblesse, tuméfaction de l'hypochondre très atténuée, vomissement fétide de matières brunâtres, pas de frissons, même état du ventre, douleur légère à la pression de l'hypochondre droit.

Le 8. Pas de vomissements, selles régulières, langue bonne, peu d'appétit, ventre un peu douloureux, rénitence bien marquée de l'hypochondre, ne tousse ni ne crache, pas d'oppression ; le soir figure rouge, chaude.

Le 9. Pas de frissons, vomissement fétide dans la nuit, selles régulières, la tuméfaction du ventre est un peu plus manifeste.

Le 10. La nuit et la journée avaient été tranquilles, le frisson débuta au moment de la visite : 39,5.

Le 11. Deux vomissements fétides ; à la place de la tumeur mate, on trouve une sonorité tympanique limitée, et un bruit de glou-glou, une sorte de gargouillement absolument comme s'il y avait air et liquide dans cette cavité, inappétence absolue, vomissements alimentaires.

Le 12. Vomissements fétides, diarrhée.

Le 13. Vomissement fétide très abondant, diarrhée, fièvre vive, inappétence, amaigrissement, teint pâle, tuméfaction diminuée, sonorité exagérée, gargouillement, odeur fétide de l'haleine depuis quelques jours.

Le 14. Diarrhée abondante, vomissements fétides ; se plaint d'une vive céphalalgie à l'occiput, délire dans la nuit, grand amaigrissement.

Le 15. Délire dans la nuit, plus calme ce matin ; moins de diarrhée, pas de vomissement ; l'empâtement du foie se sent très nettement, globuleux, arrondi.

Le 16. Le délire continue nuit et jour, il est calme ; inappétence absolue, ni vomissement ni diarrhée, urine sous elle ; le ventre s'affaisse, la tuméfaction du foie est plus manifeste et de la grosseur d'une petite pomme, avec sonorité légèrement tympanique et gargouillement non seulement au-dessous du rebord costal, mais au niveau des espaces intercostaux, près du sternum.

Le 18. Délire nuit et jour avec agitation, marmottement bruyant ; grand amaigrissement, ni vomissement, ni diarrhée, cachexie profonde.

Le 19. Morte dans la nuit.

Autopsie. — Cerveau. Dans le noyau intra-ventriculaire du corps strié droit, on voit à la face interne une coloration verdâtre, limitée, arrondie, d'un diamètre de 4 à 5 millimètres. Une incision transversale montre qu'il y a quatre petits noyaux purulents de la grosseur d'un pois : l'un d'eux absolument superficiel donnait cette coloration verdâtre.

Noyau plus profond attenant à la capsnle interne et à la partie antérieure du noyau extra-ventriculaire.

Méninges légèrement congestionnnées.

Pas de pus dans les sinus.

A gauche, au moment où l'on incise le lobe frontal, il sort de le corne frontale un peu de pus verdâtre.

On trouve du pus dans le ventricule, surtout vers la grande corne.

le long de l'hippocampe. Les plexus choroïdes sont tuméfiés, et le pus mêlé de fibrine s'enlève avec ces plexus.

Près de l'extrémité terminale de cette corne sphénoidale, on voit une saillie verdâtre. Une incision, faite selon la direction de la corne d'Ammon, montre sur le plancher trois petits noyaux purulents, juxtaposés, superficiels.

L'épendyme a son aspect normal dans la corne sphénoidale. Le noyau extra-ventriculaire du corps strié présente une coloration gris verdâtre, et un ramollissement superficiel.

Reins, petits, mous, anémiés. Cœur, rate, intestin, estomac, organes génitaux, sains.

En incisant la paroi abdominale, on voit qu'il y a des adhérences intimes entre la face supérieure du foie et la face postérieure de la paroi abdominale.

Juste au-dessous (de 2 à 3 cent.) du rebord costal, et remontant sous les côtes, on trouve des adhérences avec le diaphragme à l'union de l'épigastre et de l'hypochondre droit. Le foie présente une coloration noirâtre tout autour de cette adhérence, et est ramolli aux points noirs.

Duodénum. — A 2 centimètres du pylore, on trouve un orifice de 3 à 4 millimètres par lequel on fait refluer du gaz et du pus. Muqueuse saine, décolorée.

A la face supérieure du foie, sur le lobe droit à 3 centimètres du ligament de la veine ombilicale, adhérences du diaphragme à grand axe transversal de 10 cent. sur 3 de largeur.

La foie présente à ce niveau une coloratian noirâtre. On incise une étroite lamelle de ce tissu noirâtre et on tombe sur une cavité multiloculaire.

La plus grande poche de la grosseur d'une grosse pomme, située plus en dehors, communique plus largement avec une série de poches plus petites situées en dedans, séparées par des brides de tissu hépatique induré, noirâtre.

Le liquide qui y est contenu a une odeur fétide, gangréneuse.

Les parois sont inégales et recouvertes de pus jaunâtre ou grisâtre concrété.

Il n'y a pas de paroi kystique nettement délimitée.

La cavité est creusée immédiatement dans le tissu hépatique qui est induré et par endroits transformé en couche fibreuse brillante.

La communication de l'abcès multiloculaire du foie se fait aisément avec le duodénum. — Le stylet passe par un trajet sinueux de l'intestin dans la grande poche.

Le reste du tissu hépatique est normal.

Une coupe faite au-dessous de la face inférieure de la vaste cavité montre une série de petits abcès arrondis pleins de pus.

A l'orifice d'une des veines sus-hépatiques, dans la veine-cave, au bord postérieur du foie, on voit un caillot fibrineux d'où sort par la pression un liquide purulent.

En disséquant le tronc veineux on trouve que le caillot adhère en un point à la paroi près de la veine-cave inférieure ; plus bas adhère par un côté à la paroi de la veine qu'il finit par obturer ; le point de départ de ce caillot amène au voisinage des abcès multiples du foie.

Dans la vésicule, on trouve un calcul de cholestérine, blanc, léger, de la grosseur d'une noisette et du pus. On ne peut trouver le canal cystique.

Ces abcès arrondis, sans doute situés dans les ramuscules initiaux des veines sus-hépatiques donnent au foie un aspect aréolaire.

Veine-cave et porte, saines.

Poumon droit. — A la partie inférieure et postérieure du lobe droit du poumon qui répond au sillon costo-diaphragmatique se trouve un noyau en forme de languette triangulaire, à base périphérique, de gangrène pulmonaire.

Autour se trouvent 1 ou 2 noyaux purulents et quelques noyaux de pneumonie lobulaire, à la période d'hépatisation rouge tournant au gris.

Pas de pleurésie de voisinage.

Congestion de tout le lobe inférieur.

Au milieu de la face postérieure est un petit noyau rond, noirâtre, infarctus, limité à un lobule, à quelques millimètres de la plèvre.

Lobe moyen emphysémateux.

En enlevant le plastron au niveau du bord droit, on trouve une poche purulente d'odeur gangréneuse, de la grosseur d'une petite pomme, envahissant la partie antérieure du lobe supérieur à forme irrégulière avec diverticule.

Adhérence à la paroi thoracique ouverte, en enlevant le plastron.

Au sommet quelques tubercules gris et quelques brides fibreuses.

Poumon gauche. — Lobe supérieur : quelques tubercules gris, quelques brides fibreuses. Congestion du lobe inférieur.

A la face inférieure, noyau de gangrène pulmonaire noirâtre de la grosseur d'une petite noix à languette inférieure.

Noyau noir d'infarctus pulmonaire, à la face postérieure, en bas, autre noyau noir à centre ramolli de gangrène.

A la partie supérieure du lobe inférieur, noyau central ramolli, purulent, d'odeur gangréneuse.

Dans les veines pulmonaires du lobe inférieur, on trouve des caillots les oblitérant, en partie noirs, en partie décolorés.

Pas de pleurésie.

Obs. VI. — Communiquée par mon ami M. Bonnaire, interne des hôpitaux, service du Dr Bourneville à Bicêtre. (Résumé. Rougeole, gangrène pulmonaire diffuse.)

Fav... (Émile-Henry), âgé de 9 ans, entre dans le service de M. Bourneville à Bicêtre, le 3 novembre 1880, comme atteint d'épilepsie et d'idiotie.

Troubles intellectuels très prononcés. — Adénites inguinales et cervicales, gâtisme absolu.

12 janvier 1881. — Depuis hier, apparition de l'éruption rubéolique ; éruption abondante à la face, sur le tronc, en avant et en arrière ; aux cuisses, au scrotum.

Langue saburrale : les pupilles se détachent en rouge sur le fond blanc de la muqueuse.

Diarrhée glaireuse, jaune verdâtre... Bronchite assez intense, toux bruyante, respiration rude, mélangée de quelques râles sonores ; yeux légèrement larmoyants, pas de coryza apparent.

T. R. soir 39,8.

Tisane bourrache, kermès, 0 gr. 15.

Le 13. Éruption en corymbes, très confluentes, surtout sur les fesses.

Dans toute la poitrine, râles sous-crépitants.

Langue sèche : la diarrhée persiste.

Eau de chaux. . . . . 60 grammes.
Laud. Sydenh . . . . 10 gouttes.

T. R. matin 39,4 ; T. R. soir 40,2.

Le 14. L'éruption commence à disparaître, langue humide.

T. R. matin 39,4 ; T. R. soir 40°,2.

Julp. Diac. avec rhum 40 grammes.

Le 15. Éruption disparue. Grande amélioration de l'état général. — Pas de diarrhée.

T. R. matin 38°; T. R. soir 40,4.

Le 16. Desquamation terminée. — Respiration un peu rude à gauche, sans râles. Le malade a mangé un peu de viande.

T. R. matin 39,2; T. R. soir 39°.

Le 24. Sirop iod. fer., vin de quinquina. Côtelette.

Le 27. Toux grasse, sonorité, gros râles sous-crépitants à la base du poumon gauche. Respiration soufflante à droite, diarrhée liquide, couleur teinture de cachou. Application de teinture d'iode à droite et à gauche. — Eczéma de l'oreille. Glycérolé d'amidon.

Eau albumineuse . . . . 40 grammes.
Sirop ipéca. . . . . 40 centigrammes.

T. R. matin 38,6; T. R. soir 40,2.

Le 28. Râles sous-crépitants disséminés. Expiration soufllrante à droite.

T. R. matin 38,9; T. R. soir 37,8.

Le 29. Rougeur vive des pommettes. Râles sibilants à droite, la diarrhée pesiste, langue saburrale.

T. R. matin, 37°; T. R. soir, 38°.

Le 31. Respiration rude et râles ronflants à droite, à gauche, mêmes symptômes limités à la base.

1er février. Respiration ronflante dans tout le côté droit de la poitrine, à caractère amphorique à la partie inférieure. A ce niveau sonorité exagérée. Voussure très marquée. Bruit d'airain, souffle amphorique en avant. Respiration pénible, tirage, facies altéré, lèvres violacées. Mort dans l'adynamie.

Autopsie. — On fait une fenêtre sur la paroi thoracique au niveau du deuxième intercostal : on ponctionne, les gaz sortent d'une façon évidente.

Adhérences pleurales cellulleuses au poumon gauche, à la partie supérieure.

Adhérences du péricarde à la face postérieure du sternum, et surtout du côté droit.

Poumon droit très adhérent en arrière. A la partie postérieure et moyenne du poumon, existe une caverne gangréneuse, à parois noirâtres, pouvant contenir un gros œuf de poule. A la partie antérieure du lobe inférieur, on trouve une grande plaque superficielle de 3 cent. sur 2 cent. 1/2 grise et noire, faisant saillie, comme un bourgeon. Des petites bronches s'abouchent dans le détritus gangréneux. Poumon gauche; pas d'adhérences, ni d'épanchement; congestion prononcée; un petit îlot de pneumonie (hépatisation rouge).

Injection prolongée des grosses et petites bronches.

Pas de tubercules.

CONCLUSIONS.

Nous allons réunir, pour terminer notre étude, les diverses conclusions éparses dans la thèse.

I. — Le froid paraît être la cause la plus fréquente de la gangrène pulmonaire. Il faut tenir compte aussi des causes générales propres à exercer une action débilitante sur l'organisme. Mais, malgré ces données, il est généralement difficile de rapporter la gangrène pulmonaire primitive à sa véritable cause.

II. — La maladie, presque toujours, éclate brusquement ; deux symptômes importants en signalent le début : un frisson intense et prolongé, une douleur de côté des plus violentes. Un seul de ces symptômes, le point de côté, a une grande signification.

III. — La maladie est souvent difficile à reconnaître ; quelquefois méconnue, nous avons dit pourquoi.

IV. — La pleurésie, dans la gangrène pulmonaire, peut la précéder, l'accompagner ou la suivre. Cette complication se rencontre surtout lorsque la gangrène est superficielle ; mais la pleurésie ne devient fétide que s'il y a communication établie entre le foyer pulmonaire et la cavité pleurale.

V. — La gangrène pulmonaire aiguë et accidentelle se présente avec deux formes cliniques distinctes : la forme *pneumonique*, la forme *pleurétique* ; la première répondant à la gangrène profonde, la seconde à la gangrène superficielle.

VI. — Dans la pleurétique, l'épanchement peut être fétide, sans que l'haleine ni les crachats aient l'odeur caractéristique de la gangrène.

Complication grave, si l'épanchement des matières gangréneuses se fait brusquement et sans inflammation préalable dans la plèvre.

VII. — Dans le cas de pleurésie consécutive, si l'épanchement contient des matières gangréneuses du foyer pulmonaire, l'opération de l'empyème est de toute nécessité.

On doit y recourir aussi lorsqu'une ponction aura permis de constater la fétidité du liquide épanché, avant même que l'haleine et les crachats ne présentent l'odeur de la gangrène pulmonaire.

VIII. — Aucun fait positif ne permet encore d'affirmer l'existence de la pleurésie gangréneuse primitive, c'est-à-dire indépendante de toute lésion gangréneuse du poumon.

IX. — L'usage interne de l'eucalyptus, à la dose de 2 gr. par jour, a donné de bons résultats. Il calme la toux, et modifie rapidement l'odeur de l'haleine et de l'expectoration.

Paris. — A. PARENT, imp. de la Faculté de Médecine, r. M.-le-Prince, 29-31.

www.ingramcontent.com/pod-product-compliance
Lightning Source LLC
LaVergne TN
LVHW011953160826
845678LV00002B/524

9782329685243